コロナに負けない体は漢方でつくる

日本中医薬学会会長
平馬直樹

方丈社

はじめに

今回の新型コロナウイルスは二〇一九年の一二月頃、中国湖北省の武漢で発生したと考えられています。

武漢では情報の開示が遅れるなど初期の対応がまずかったため、武漢の感染者はあっという間に五万人を超え、中国全土、そして世界へと広がっていきました。

二〇二一年九月一七日現在、世界の感染者数は累計二億二六九六万人を超え、四六六万人以上の死者がでるパンデミックとなり、世界経済のみならず、私たちの生き方にも大きな影響を与えています。

一方、新型コロナウイルスの発生源といわれている中国は感染の収束に成功しました。二〇二〇年一月二三日、震源地となった武漢を前代未聞の都市封鎖、三月にはその効果が現れて感染が下火となり、四月八日にはロックダウンが解除されました。国を挙げて感染収束に取り組んだ結果でした。

しかし、中国が短期間に感染収束に成功した要因は、単に発生源といわれる武漢を早々にロックダウンしたからだけではなかったのです。

日本ではほとんど報道されていませんが、新型コロナウイルスの治療に、西洋医学に基づく治療とともに、中国医学（以下、中医学と表現します）、つまり漢方治療が大きな役割を果たしていたのです。

中国の医療界は二〇〇三年のＳＡＲＳ（重症急性呼吸器症候群）の流行を教訓として、発熱専門外来や感染症専門病院の設置などを推進し、感染症の流行に対して全国の医療界が総力を挙げて取り組む体制を構築しました。それによって西洋医学と中医学が協力して治療を行う「中西医結合治療」を受け入れる社会的コンセンサスができており、それが今回の迅速な対応と収束につながったのは間違いありません。

中国政府は今回の新型コロナウイルス感染症に対しても中西医結合治療を推し進め、二〇二〇年二月七日、早くも新型コロナウイルスの治療薬として開発された漢方薬「清肺排毒湯《せいはいはいどくとう》」の使用を推奨する通知を出し、積極的な中医学治療を実施しました。中医学治療は新型コロナウイルスの感染者だけに限らず、隔離生活を送る濃厚接触者や擬似例にも予防的に漢方薬を服用させました。これが発症拡大を防ぐことにも大きな貢献をしたといわれています。

このような行政の迅速な対応と支援により、武漢の感染は世界のどこよりも早く収束しました。中国国務院は三月二四日の記者会見で「中国全土の確定患者の九割を占めるおよそ七万四〇〇〇人に対して、中医学の治療が行われた」と発表しました。

日本で漢方薬というと、西洋医学の代替医療の一つ、あるいは民間医療にすぎないというイメージをもっている人が多いと多います。しかし、中国では西洋医学と伝統的な中医学はどちらも国の正式な医療として認められています。

近年では、西洋医学と中医学を組み合わせた中西医結合治療は進化し、さまざまな難治性疾患はもちろん、救急救命にも活用されています。

中国は、今回の新型コロナウイルスでの漢方治療、中西医結合治療の成果を積極的に発信しています。

国際中医師標準試験の主催元である世界中医薬連合会は、北京から武漢に派遣され、治療に当たった仝小林《とうしょうりん》教授、黄璐琦《こうろき》教授によるＷｅｂ講演会を開催し、それを世界に公開しています。この講演会の内容は、東洋学術出版社がスライドの日本語版を作成し、Ｗｅｂサイトに公開しています。

私が会長を務める一般社団法人日本中医薬学会では、中国との学術交流の一環として、中国の医師によるオンライン学習会を開催しました。二〇二〇年四月一一日から七月一一日までの三か月間に七回の講習会を開き、新型コロナウイルスの最前線で治療に当たった医師たちの貴重な経験を学びました。

また、熊本赤十字病院で新型コロナウイルスの漢方治療に当たった加島雅之医師や、上海で中医師として活動されている藤田康介医師も、学会発表やＷｅｂサイトを通じて、貴重な情報を発信しています。

本書では、そうした情報や資料などから、武漢で行われた新型コロナウイルスに対する中医学の取り組みを振り返り、今なお新型コロナウイルス禍にある日本において、漢方薬がどのように活用できるのか、また新型コロナウイルスから身を守り、一人ひとりが安心し、以前と同じような生活を取り戻すための漢方薬の活用についてお話ししたいと思います。

二〇二一年九月吉日

一般社団法人　日本中医薬学会会長

平　馬　直　樹

コロナに負けない
体は
漢方でつくる

目次

はじめに　1

第一章●検証　なぜ武漢はコロナを制圧できたのか

第二章●感染症への中医学的アプローチ

第三章●新型コロナウイルスに効く漢方薬

第四章●感染症とパンデミックの歴史

第五章●中医学の歴史は、感染症との闘いの歴史

第六章● 中医治療の基本戦略は免疫力の強化

第七章●ウィズコロナ時代に効く漢方薬

終章●変異株に対して中医学ができること

第一章

検証
なぜ武漢はコロナを制圧できたのか

春節と重なった武漢のロックダウン

二〇一九年一二月八日、中国湖北省武漢市で、原因不明の肺炎患者が出たという報告がありました。これが世界をゆるがすこととなる新型コロナウイルス感染症の始まりでした。

一二月半ば、発熱や呼吸困難を訴える人が増え、病院が混み始めました。その多くが市の中心部にある河南海鮮卸売市場の関係者であったため、一月一日には市場を封鎖。一月七日には、新型のコロナウイルスが原因と特定され、同月二〇日には専門家チームによって「ヒト―ヒト感染」が発表されます。それまで「ヒト―ヒト感染」はないといわれていたので、武漢市民は憤りと恐怖に襲われました。

この頃にはすでに多くの人が感染し、武漢市内の病院の医療崩壊が始まっていました。診察の順番を待つ人が廊下にあふれ、ぐったりした人を抱えた家族が助けを求めて大声をあげる様子を、みなさんもテレビなどでご覧になったのではないでしょうか。

　そして二〇二〇年一月二三日未明、武漢市を出入りする列車や飛行機の運行の停止、各地へ延びる高速道路の入り口閉鎖など、事実上のロックダウンが発表されます。これは建国以来初の措置であり、人口約一一〇〇万人の大都市が封鎖されるという前代未聞の事態となりました。

　ところが二六日夜、武漢市の周先旺《しゅうせんおう》市長が記者会見で「すでに五〇〇万人余りが市を離れた」と公表すると、世界に衝撃が走りました。

　五〇〇万人というのは、非常に多い人数だと思うかもしれません。これはちょうど春節の休みと重なったことが影響しています。

　旧正月である春節は中国で最も重要な祭日です。日本でいえば、正月とゴールデンウイークとお盆のすべてを合わせたようなものといってよいでしょう。

　生まれ故郷を離れ、大都市に働きにきている人たちは、一年にたった一度の里帰りを心待ちにしています。何より家族を大事にする中国人は、大晦日には餃子を作り、家族みんなで「年夜飯」の食卓を囲み、年が明けると花火を上げ、一年の健康と幸せを祈る。中国人にとって春節はそれくらい重要な行事なのです。

近年は、経済的に豊かになったこともあり、この春節の長期休暇を利用して、国内外に旅行に出かける人も増えています。鉄道やバスなどの交通機関は、春節前後の四〇日間に「春運《しゅんうん》」と呼ばれる特別輸送体勢を組んで、「民族大移動」に対応しています。毎年この時期だけで延べ三〇億人もの人が移動するともいわれ、近年日本にもコロナ以前はこの時期に多くの中国人が観光に訪れていたことは記憶に新しいことです。

この「民族大移動」によって、新型コロナウイルス感染症が中国国内にとどまらず海外へ広がり、今回の世界的なパンデミックの要因になったことはいうまでもないことです。

市民の間では武漢封鎖当日の未明から「武漢封鎖」の噂が飛び交っていました。そのため帰省や旅行を予定していた人たちだけでなく、ぎりぎりのタイミングで武漢からの「脱出」を図る人々が、駅や空港にあふれかえります。

明け方に中国人の友人から電話で武漢封鎖を知らされ、閉鎖直前の高速鉄道に飛び乗った留学生や、噂を聞きつけ、家族を連れてマイカーで高速道路の料金所へ向かった人など、かなりの人が封鎖をすり抜け、武漢を離れました。

世界に放たれた新型コロナウイルス

武漢を離れた五〇〇万人の人々によって、中国国内はもちろん、世界中に新型コロナウイルスが一気に拡散されていきます。

二月下旬には、韓国で四番目の人口を誇る大邱《テグ》で大規模な集団感染が発生しました。さらにイタリア、フランス、ドイツ、アメリカなど欧米諸国でも日を追うごとに感染者が増え始めました。

三月一一日、世界保健機関（WHO）は新型コロナウイルスの感染拡大を世界的な大流行（パンデミック）であることを宣言します。四月一一日には、新型コロナウイルスによる世界の死者数が一〇万人を超え、六月二八日には世界の感染者が累計一〇〇〇万人、六月末の世界の死者数は五〇万人を超えるなど、新型コロナウイルスは、凄まじい勢いで世界を侵食していきました。

日本では、二〇二〇年一月二〇日に横浜港を出港したクルーズ船ダイヤモンド・プリンセス号を香港で降りた男性が新型コロナウイルスに感染していることが二月一日に確認されました。香港から報告を受けた厚生労働省は、二月一日に那覇港で検疫を実施、二月三日に横浜港で再度検疫を実施しました。乗員乗客三七一一人のうち七一二名が感染、一三人が死亡するという豪華客船でのアウトブレイク（集団発生）が、連日新聞やテレビを賑わせたのは、まだ記憶に新しいと思います。

ちなみにアウトブレイクとは、一定期間内に特定の場所において、特定の感染症の患者が基準となる症例数を超えて発生した状態をいいます。

日本国内でマスクの入手が困難になったのもこの頃で、人々はマスクを求めて駆け回り、ネットでは定価の一〇倍以上の高値でマスクを販売する「転売ヤー」が社会問題となりました。

日本政府は三月九日にようやく中国と韓国からの入国制限措置を発動したもの

の、感染は日本中に広がりました。三月二八日には国内の一日新規感染者が二〇〇人を超え、三月二九日に志村けんさんの死去が伝えられたことで、ようやくこのコロナ禍を「自分事」として捉える空気が生まれました。そして、二〇二〇年四月七日、日本政府は一回目の緊急事態宣言を発出することになったのです。

沈静化する武漢

一方、武漢では三月に入ると早くも感染の沈静化が始まります。

三月七日には新型コロナウイルス感染症による死者が初めてゼロになり、三月一〇日には、感染者を隔離・治療するために作られた一四か所の臨時病院がその役目を終えて閉鎖。三月半ばになると中国各地でも新規感染者がゼロになる日が続き、三月一二日、中国の国家衛生健康委員会は「新型コロナウイルス感染のピークは過ぎた」との見解を示しました。そして四月八日、武漢市のロックダウンが二か月半ぶりに解除されました。市内を流れる長江沿いの高層ビルはいっせいにライトアップされ、街はお祝いモードに包まれました。

なぜ武漢はアウトブレイクを抑え込めたのか

ここで、東京都と武漢市の比較をしてみましょう。人口約一一〇六万人の武漢市に対して、東京都の人口は約一四〇〇万人です。

武漢市のロックダウンが解除された翌日の二〇二〇年四月九日、この時点での武漢の累積患者数は五万八例。二〇二一年七月一四日現在の累積患者数は五万三四〇例で、ほとんど横ばいの状態が続いています。

これに対して東京は、一回目の緊急事態宣言が発出された二〇二〇年四月七日時点の累積患者数は一二一四例、二〇二一年九月二四日時点で三七万三六一三例。実に三〇七倍、三七万人以上が、新たに感染しています。

この違いはいったいどこにあるのでしょうか？　その一つが、中国が国家の力で行ったロックダウンと徹底的な隔離政策です。

ロックダウン下の市民たちの生活は、極度に制限されました。市民は大量の食料を買い込み、家に閉じこもってグループチャットで情報を交換し続け、解除の日を待ちました。未知のウイルスの恐怖に直面した人々は、他人との直接の接触を避けるようになります。知り合いと物資を分け合うときにも、顔を合わさないですむように、袋を玄関のドアノブにかけておくなど、徹底的な隔離生活を送りました。

武漢市は職員を居住区に派遣して、外出を管理しました。各団地では住民の状況によって、一軒の家から三日に一度、あるいは五日に一度、一人だけ外出を許可されていましたが、ほどなく完全な外出禁止が宣言されます。外出が許されるのは通行証を所持する者に限られ、町からは人の姿が消えました。武漢市民は七六日に及ぶ厳しい封鎖に耐え続けることになります。

当初、混乱を極めた武漢の医療態勢は、二月に入ると急速に整備されるとともに、明確かつ徹底した隔離政策が行われました。

具体的には、

・重症者をすべて、市の感染症指定病院と、臨時病院として建設された火神山病院、雷神山医院に収容する。
・軽症者をすべて、それ以外の臨時病院に収容する。
・擬似例と濃厚接触者をすべて、ホテルなどの施設に収容する。
・重症者が軽症化すれば、仮設病院に移し、軽症者が重症化すれば指定病院に移すなど、患者の病状によって治療施設を随時調整する。

などです。

武漢の感染が短期間で抑えられたのは、これらの厳しい隔離を実現する社会体制があったことが挙げられます。

ロックダウンとともに行われた政府主導の「中西医結合」

厳しい隔離を実現する社会体制により、武漢では短期間のうちに新型コロナウイルスの感染拡大を阻止できたわけですが、もう一つ感染拡大を抑えるのに効果を発揮したことがあります。それは、中国で培われた「中西医結合」による治療が適切に行われたことです。

武漢では政府の主導により、濃厚接触者から重症者までのすべてのステージで漢方薬が使われました。重症者を収容した感染症指定病院では、中国医学と西洋医学をミックスした「中西医結合」が行われていたのです。

特に新たに建設された臨時病院に収容された軽症者には、中医学（漢方）主体の治療が行われました。その結果、ある病棟では重症化はゼロ、医療関係者の感染もゼロという、注目すべき結果を残しました。

また、漢方薬は入院患者だけでなく一般市民や擬似例の隔離患者にも広く配布され、予防にも大きな力を発揮しました。

三月二三日の国務院（内閣に相当）の記者会見で、国家衛生健康委員会の郭燕紅氏は「新型コロナウイルス感染症対策の大きな特徴は、中医学を全面的に取り入れ、治療に深く関わったことだ」と語っています。

データによれば、新型コロナウイルスに感染した患者全体の九一・五％にあたる七万四一八七人の治療に漢方薬が用いられ、その有効率は九〇％以上に達したといいます。

このように、新型コロナウイルスに感染した患者の重症化を抑え、快方に向かわせた陰には、西洋医学の治療とともに積極的に漢方薬を処方する、中西医学を結合させるという中国の医療の柔軟な対応の成果があったわけです。しかし残念ながら、この事実は今でも日本ではほとんど報道されていません。

武漢という都市

今回の新型コロナウイルスの報道で、はじめて「武漢」という地名を知った日本人も多いかと思います。テレビやネットのニュースでは、病院に押しかける混乱した市民の様子や、初期の患者が集中した海鮮市場の様子が繰り返し報道されました。

ここで、新型コロナウイルスの発生源として、にわかに日本での知名度を上げた武漢という都市について簡単に説明しておきましょう。

武漢市は、中国のほぼ中央にある湖北省の省都で、面積は八五六九平方キロメートル、兵庫県や広島県とほぼ同じ広さです。人口は約一一〇〇万人で、東京都（一四〇六万人）、神奈川県（九二四万人）の間という規模です。

二〇一七年の武漢の一人当たりＧＤＰは一二万四五六〇元で、北京や上海とほぼ同じレベル。総じていえば、武漢は経済的にも発展した、地方の大都市というイメージです。

地理的に見ると、長江（揚子江）とその最大の支流である漢江の合流地点に位置するため、武漢は古くから水上交通の要衝として栄えてきました。

鉄道マップを広げると、北京と広州を結ぶ南北の鉄道と、上海と成都を結ぶ東西の鉄道の交差点にあり、中国の交通網の真ん中に位置していることがわかります。

最高時速三五〇キロを誇る高速鉄道を利用すれば、北京や上海、広州といった各主要都市に三～四時間で行くことができます。

空の便は、国内六六都市に通じ、国際線はパリ、サンフランシスコ、バンコク、シンガポール、ソウルなど約五二都市に就航。日本とは成田、大阪、名古屋、福岡、静岡への定期便で結ばれていました。

武漢は、昔から夏の暑さが有名で、南京、重慶とともに、「中国の三大火炉」といわれていますが、実は冬の寒さも厳しいところです。

街をY字型に流れる大きな川だけでなく、かつては一六六もの湖があり、水域の面積が市全体の四分の一を占める水郷地帯でもあり、そのため一年をとおして湿気が高いことも特徴の一つです。

後で詳しく説明しますが、この武漢の「寒さ」と「湿気」は、今回の新型コロナウイルスの蔓延とも深く関係していました。

歴史的には三国志ともゆかりが深く、街の中心部には呉の孫権《そんけん》によって創建された「黄鶴楼《こうかくろう》」があり、常に多くの人で賑わっています。また、郊外には「赤壁《せきへき》の戦い」の舞台となった場所があり、現在も長江沿いの崖には、名将周瑜《しゅうゆ》が書いたとされる「赤壁」の文字が残っています。

清朝末の天津条約（一八五八年）によって、天津、上海、広州と並び、租界が設けられた武漢（漢口）には、国力増加運動の一貫として列強の技術導入と大学の設置が行われました。

現在では、八〇を超える大学を抱える有数の文教都市で、国家重点大学の武漢大学や華中科技大学をはじめ、華中師範大学、武漢理工大学など多くの有名校が集まっています。とくに理数系の学科が優秀な学校が多く、多くの人材を輩出し、武漢の経済成長の原動力となっています。

私は一九七八年に日本からの医療訪中団の一員として湖北中医薬大学（当時は湖北中医学院）を訪問し、針麻酔などを見学した思い出があります。それから四〇年以上がすぎ、武漢は大きく発展しました。

武漢の主力産業は自動車製造業で、国内および外資系を含め、五〇〇社を超える自動車関連サプライヤーが集まっています。日本企業からもホンダや日産、デンソーなどの自動車メーカーや関連メーカーを中心に、一五〇社を超える企業が進出しています。ここ数年は、ハイテク産業が急成長していて、東湖光バレーは北京の中関村に次ぐハイテク産業開発区として注目されています。

日本貿易振興機構（ＪＥＴＲＯ）によると武漢市やその周辺都市に在住する日本人は五〇〇〜六〇〇〇人。長期出張者や留学生を含めると、八〇〇〇人以上の日本人が暮らしているといわれていましたが、新型コロナウイルス感染症の発生によって、八二九名が政府のチャーター便で帰国しました。

わずか一〇日で完成した仮設病院

前述したように、武漢市では二〇二〇年一月二三日に始まったロックダウンにより、人の移動が徹底的に制限されました。しかし、家庭内感染はもっと早い段階で広がっており、さらなる感染爆発を防ぐため、無症状の感染者でも隔離するという方針が取られました。そこで急務となったのが、医療体制の強化と受け入れ施設の拡充でした。

中国の病院は、病床数、床面積、スタッフ数、医療水準、設備などの指標に基づいて、一級病院、二級病院、三級病院の三段階に大別され、三級がもっとも高度な医療体制が組まれた病院になっています。湖北省の省都である武漢には五五の三級病院があり、中国全土でもかなり医療体制が整った都市といえます。

ところが、新型コロナウイルスでは患者数が急速に増加したため、病院の廊下にも患者があふれかえるという異常事態を招きました。そこで、市内一四か所に臨時病院を建設することを決定し、すぐに工事が始まりました。

中国語ではこの臨時病院のことを「方艙《ほうそう》医院」と呼びます。「方艙」とは「コンテナ」の意味で、日本では「コンテナ病院」とも呼ばれました。

工事はコンテナのようなユニットを組み合わせていく方式で行われ、猛スピードで臨時病院が建設されました。また、体育館やコンベンションセンターなども仮設病院として整備され「収容すべきはすべて収容し、治療すべきはすべて治療する」という態勢が瞬く間に整いました。

建設の第一号となった火神山医院は、ベット数一〇〇〇床、延べ床面積三万三九〇〇平方メートルの巨大施設で、着工は一月二三日。それからわずか一〇日後には、患者の収容がスタートしました。建設工事の過程を記録した映像はＷｅｂを通じて日々公開され、世界の注目を集めました。

ちなみにこの「火神山」の名称は、中医学の基本となる「陰陽五行」の思想に由来しています。

「五行」とは、古代中国の自然哲学思想で、万物を生じ万象を変化させている「木・火・土・金・水」の五つの元素のことです。自然界はすべてこの五つの元素から成り立っていると考えるので、中医学においてもこの五行に体の五臓が割り振られています。

例えば肺は五行の「金」のグループに属しています。「火」には金属を溶かす力があり、「火」は「金」を打ち負かす力があるという具合に考えます。新型コロナウイルス感染症は「肺＝金」に巣食う病邪《びょうじゃ》（病因）です。「火神山医院」という名前には、火の神が肺炎を打ち負かすようにとの願いが込められているのです。

中国全土から集まった名医たち

火神山医院を皮切りに、続々と建設された臨時病院では、合計一万五〇〇〇床が用意されました。そこで治療にあたる医師をはじめとする医療スタッフが全国から集められ、中国伝統の医療である中医学の専門家も、全国から四九〇〇名以上が武漢の医療支援に入りました。

中国政府は、まず鐘南山《しょうなんざん》博士をリーダーとする高級専門家グループを武漢に派遣しました。「高級専門家」とは、ハイレベルの医療技術を身に付けた専門家のことです。

鐘博士は西洋医学の呼吸器の専門医で、二〇〇三年にSARSが猛威をふるった際、広東省の呼吸器専門病院のリーダーとして大活躍したことから、中国メディアで「SARSの英雄」と呼ばれ、多くの中国国民の尊敬を集めた人物です。

一月一八日に武漢入りした鐘博士は、一月二〇日に「ヒト―ヒト感染」を発表して、新型コロナウイルスの感染拡大に対して警鐘をならしました。

そしてその翌日には、国家中医薬管理局の指示により、北京中医医院の劉清泉《りゅうせいせん》院長、中国中医科学院から仝小林《とうしょうりん》教授、広東省中医医院の張忠徳《ちょうちゅうとく》副院長など、中医学のトップクラスの専門家たちが次々と武漢に入りました。その多くはＳＡＲＳの際にも治療に当たった経験を持っています。

彼らの活動をもとに、国家衛生保健委員会は一月二四日に「新型冠状病毒肺炎診療方案（新型肺炎治療ガイドライン）第３版」を公表します。これは西洋医学と中医学の両方の治療を示したガイドラインで、その後逐次改訂され中国全土で新型コロナウイルス感染症の治療の指針として用いられました。

武昌モデルと「寒湿疫方」

いち早く武漢に入った仝教授は、かつての私の留学先でもあった北京の中国中医科学院広安門医院の副院長で、中医学の指導的立場にある名医です。専門は糖尿病ですが、専門以外の多くの疾病にも一流の治療技術を持つスーパーマンのような医師で、ＳＡＲＳの際にも活躍したことで知られています。

仝教授が武漢入りした一月二四日は感染が急速に拡大しているときで、現場はまさに医療崩壊の真っ只中という緊迫した状態でした。

武漢は長江とその支流である漢江が合わさったところにあります。街中をＹ字型に川が流れているため、一年中湿気が強いという風土的な特徴があります。

仝教授たちが武漢に派遣された時期は、湿気と寒さがきわめて強かったそうです。そんな環境の中で、市内六一か所に設けられた発熱外来には多くの患者が残され、いつ回ってくるともわからない診療の順番を待っていました。

感染症を扱う指定医療機関には多くの患者が押しかけて、すでにベッドが足りなくなっている。立つ力もなくなった人たちが床に座り込み、ベッド代わりの机や板の上に横たわる人が廊下やエントランスにあふれ、足の踏み場もないくらいの状況に陥っていました。その様子を目の当たりにした仝教授は大きな危機感を感じました。

本来、中医学の治療では、患者一人ひとりの状態に合わせて処方を考える「弁証論治」を行います。問診だけでなく、脈や舌の状態を観察するという中医学独特の診断によって、病気の全体像を把握し、治療方針を考え、その人に合った漢方薬を調合するというやり方です。

治療の過程では、患者の症状の変化に応じて薬の種類を変えたり、分量を加減したりという微調整を繰り返し、その人にぴったり合った薬を処方します。西洋医学では病気によって処方する薬が決まっていますが、中医学では人を診てオーダーメイドの薬を処方するのが本来の姿であり、西洋医学とは大きく異なる中医学の特徴なのです。

しかし、武漢の切迫した状況の中では、そんなきめ細やかな診療ではとても間に合いません。そこで、今回の新型コロナウイルス感染症では、病院で治療するにせよ、自宅で療養するにせよ、まずは最大公約数的な薬を調合して、早急に治療を始めるという方針が採用されました。

まず武漢市内の武昌区で、漢方治療を始めました。軽症者と擬似例を問わず、いっせいに基本的な漢方薬を処方しました。切迫した中での処方は、いわば「ばら撒くように」薬を処方し、早期治療を徹底したのでした。

「軽症者を重症化させない」というこの戦略は、医療崩壊を防ぐうえで非常に大きな効果がありました。これは後に「武昌モデル」と呼ばれて、他地区にも広く採用されていきます。

重症化例ゼロの成績を残した漢方薬「寒湿疫方」

では、武昌区において早期に使われた漢方薬は、どのようなものだったのでしょうか。

中医学の治療原則に「三因制宜《さんいんせいぎ》」という考えがあります。これは、病気というものは「人・時・地」の三つの要素が関係しているので、病気を治すためには症状だけに注目するのではなく、体質（人）、季節や気候（時）、地理環境（地）などを考慮して治療をすることが必要であるという考えです。

「人」には、いわゆる個人差があります。年齢や性別、体質や考え方のくせ、飲食や睡眠などの生活習慣は、人によってさまざまです。お腹が弱い、頭が痛くなる、不眠で困っているといった日常的なトラブルの原因も、この「人」の要素に大きく左右されるため、診察に際してはその人がどんな人かをきめ細かく診て、その人にあった治療をすることが大切です。

「時」は、季節や気候に関する要素です。暑い夏には寝苦しさから不眠のトラブルや夏バテ、食中毒といった病気が多く発生します。寒く乾燥した秋冬にはインフルエンザや感冒が流行しやすくなります。季節の変わり目に体調が悪くなるという人もいます。雨の日や台風で頭痛やだるさに悩まされるといった「天気頭痛」や「気象病」も、「時」が原因となる病気の一つです。天候不順は感染症の流行の要因となります。

「地」は、地理的な条件や生活環境といった要素です。どんな土地に住んでいるのか、寒い土地なのか、暑い土地なのか、乾燥しているのか湿気が多いのかといったことのほかにも、空気汚染や騒音、ハウスダストや花粉など、生活環境のさまざまな要素を考え合わせて治療方針を考えます。

しかし、今回のように大量に患者が発生した緊急時には、一人ひとりに対応している時間などありません。このような場合は、まず多くの人に共通して見られる症状を改善する薬の処方を考えるのが最も効率的な手段です。

新型コロナウイルス感染症が猛威を振るったときの武漢は、冬でもいちばん寒く湿気が多い時期でした。

新型コロナウイルスに感染した患者の舌を診ると、白くベタついた分厚いコケがついている。仝教授は、こうしたいくつかの共通する症状を総合して、新型コロナウイルスを「寒湿疫の病邪」であると判断しました。そして、治療薬として考案された処方が「寒湿疫方」という漢方薬でした。

当初は、漢方薬の提供も困難を極めました。大きな鍋に薬をドボドボと入れて、何十人分もの量をまとめて煎じるといった、まるで災害時の炊き出しのようなやり方で薬を作り、それをビニールパックにして配っていたそうです。

するとすぐに江蘇省の製薬会社が協力してくれるようになりました。まもなく、今度は山東省の製薬会社がそれを顆粒製剤化して、現地に届けてくれるようになります。こうしてまたたく間に何万人もの人に漢方薬を配布できる態勢が整えられました。

まず、武昌区の人たちに漢方薬が無料配布されました。この製剤にはＱＲコードが記されていて、それを読み取ることで、服薬後の体調をスマートフォンで管理できる仕組みになっていたようです。これによって治療効果の追跡調査が可能となりました。そして、初期の調査によって漢方薬の効果が非常に高いことが確かめられ、武漢全域に配布されることになりました。

仝教授は「寒湿疫方」のほかにも、症状別に四つの漢方薬を考案し、全部で五種類の薬が用意されました。熱が上がってきたらこの薬、胃腸に症状がでている場合はこの薬といった情報も市民に知らされます。簡便ではあるものの、個人個人に合った薬を飲めるようなバックアップ体制が整っていたことも、新型コロナウイルスに対する漢方薬治療の効果を高めることにつながったのではないかと思います。

ある比較調査によると、「寒湿疫方」を用いた四二〇例中、重症化例はゼロ。対象群では二九一例中一九例が重症化したという結果が出たことで、重症化予防に対して非常に高い有効性が認められました。

最終的には、武漢市とその周辺地区で七〇万人以上に漢方製剤が配布されたということです。

二一四名中の一〇七名は中医学的治療で退院

臨時病院の一つとして突貫工事で建設された雷神山医院は、救急搬送される重症患者も受け入れた病院です。

この病院には中医学の救急救命学の専門家である上海中医薬大学の方邦江《ほうほうこう》教授をはじめとして、上海・吉林・広東エリアから中医学の救急医療チーム六〇名が支援に入りました。また、遼寧・山西・河北エリアからは西洋医学の医療チームが派遣され、積極的な「中西医結合」による治療が行われました。

中国では、中医学の医師になるには基礎的な西洋医学履修が必須であり、学習にかなりの時間が費やされています。

一方、西洋医学の医師は、大学で中医学について一定の教育が行われるものの、臨床の現場では中医学に触れたことがない人も多く、以前は中医学に対して「古い遅れた医学」という偏見を抱いていた人も多かったようです。

ＳＡＲＳや新型インフルエンザの治療で漢方が大きな成果をあげたことによって、中医学に対する認識が新たになったとはいえ、救急の現場でどれだけ漢方薬が役に立つのかと、疑念を抱いていた西洋医は少なくなかったようです。

雷神山医院ではその溝を埋めるための取り組みが行われました。中医師と西洋医師とでＳＮＳグループを作り、迅速で活発な意見交換ができる態勢を整えたのです。

また『新型コロナウイルス対策　中医薬簡易操作手帳』を編集しました。これはいわば虎の巻のようなもので、中医学に馴染みのなかった西洋医が、中医学のメリットを理解し、積極的に利用する助けとなりました。

その結果、雷神山医院では西洋医学の医師と中医師の合同カンファレンスが強化され、合同回診を行うようになりました。

「補う治療」と「取り除く治療」を並行して行う

中医学では体力や免疫力が失われた状態を「虚」という言葉で表します。体が「虚」の状態にあるときは、それを補う作用のある漢方薬で回復をはかります。

しかし、感染症などで外部から病邪が入った場合は、むやみに「補う治療」をしてしまうと、かえって病邪の勢いが増してしまう危険性があります。

そのため、感染症の初期の治療では、まずは病邪を取り除く薬だけを投与します。そして治療がある程度進んでから、様子をみて「補う」漢方薬を与えるというのが一般的なやり方です。

上海中医薬大学の方教授は中医学の救急救命医学の専門家で、「急性虚証」という概念で救急治療を行います。

強い病邪が体内に入ってくると、体力が失われ、免疫力が低下します。凶悪な病邪に侵入された場合は、急速に抵抗力が失われ、重症化してしまうこともあります。そのため「急性虚証」に対応するために、方教授は早期から「補う」必要があるということで、朝鮮人参などの補う力が強い薬を使います。また病邪を除去する作用の強い大黄も早期から使用します。つまり雷神山医院では、「補う」方法と、病邪を「取り除く」方法を同時に進めるという方針で治療を行いました。

ここでは、鍼灸の治療も活用されました。方教授たちは上海から来たチームですが、上海には市の衛生保健委員会が定めた「鍼灸治療よる高齢者の咳喘病治療術」という方式があります。鍼と灸を使った呼吸障害の治療法です。武漢でもこれを応用して、呼吸機能の回復を図り、人工呼吸器からの離脱を早めたということです。

方教授が担当した患者は一一四名。そのうち一〇七名が退院、七名が転院、死亡はゼロという成績で、雷神山医院にある三二の病棟の中で、最も優秀な成績を残しました。

病棟によって、収容する患者の症状レベルが違うので単純な比較は難しいものの、方教授が担当した病棟の一〇七名の退院患者のうち、七一名は中医の治療だけが行われたそうです。状態が悪かったその他の患者には、中西医結合治療で臨機応変な対応がなされました。

重症患者への対応

重症例に対しても中医学の医師が介入しました。ここで活躍したのが、北京の中国中医科学院から派遣された黄璐琦教授が率いる中医学の医療チームです。

二〇二〇年一月二五日、彼らが派遣されたのは、武漢市の感染症専門病院である金銀潭医院でした。ここはＥＣＭＯ（体外式膜型人工肺）などの高度な医療施設が完備された西洋医学の感染症専門病院だったので、重症患者が集められていた厳しい現場でした。

黄教授が率いる中医学チームは、この病院内に中医学の治療専用の病区を設置して、重症患者の治療にあたりました。しかし、金銀潭医院は西洋医学専門の病院であったため、漢方薬の煎じ薬やエキス剤を処方するシステムもなく、電子カルテも漢方薬に対応していなかったため、はじめは大変な苦労があったそうです。

彼らは新型コロナウイルスで死亡した患者の解剖所見を参照し、肺の線維化など病気の進行による体内の変化を観察しました。それを中医学の理論に基づいて分析、整理、解釈をして、こういう場合にはこの漢方薬を飲ませ、こういう状態に陥ったらこういった治療をするという治療指針を立てました。

具体的には、中等症から重症の患者に対しては「化湿排毒方《かしつはいどくほう》」を中核とした治療を行いました。武漢の風土の特徴である強い湿気が、この新しい感染症の発生に関わっていると考えたのです。

また、状況によっては漢方薬由来の注射剤も併用しました。これは重症患者には迅速な効果がありました。

こうして、黄教授の中医学チームは最初の一週間で八名の患者を退院にまで導きました。その報告を受けた国家中医薬管理局は、新型コロナウイルス感染症に対する中医学の治療効果に自信を深め、全国に推奨することになったということです。

漢方薬の注射製剤

日本では、漢方薬を注射するというと驚く人が多いかと思いますが、中国では一般的な治療法です。飲み薬は腸を通して吸収されるので時間がかかりますが、点滴注射は薬を直接血管に入れるため、吸収が早く、体の反応もとても早い。早く薬を吸収させたいときや、経口で薬を摂取できない患者に対してよく用いられる方法です。

中国には中医学専門の大学病院や救急病院が各地にあります。そういったところでは、漢方の注射製剤が大量にストックされていて、緊急搬送の患者に効果をあげています。

新型コロナウイルスでは、後述する「三薬三方」といわれる六種類の漢方薬の処方が活用されました。そのうちの「血必浄注射液」は、全身の炎症反応と多臓器不全を改善する目的で使用され、重症患者の救急治療に役立ったそうです。

そのほか、漢方由来の注射液として、高熱による意識障害には「醒脳静注射液」、免疫力を補助する目的では「参麦注射液」、救急措置と循環ショック状態には「参附注射液」が用いられました。とくに「参附注射液」などは即効性が高く、普段から救急救命の現場で使われています。

このような高い効果がある漢方薬の注射製剤ですが、残念ながらこういうものはなかなか日本では使えません。中国では、病院の救急外来などでの使用経験が積み重ねられていた結果、新型コロナウイルスに感染した患者の救急救命にも大きく貢献できたというわけです。

一五八名のうち八八例は中医学治療のみで退院

前述したように黄教授の中医学チームは、もっとも重い症状の患者が収容されている金銀潭医院のベッド数四二床の南一区病棟を管理し、そこの入院患者の治療にあたりました。一月二五日から三月三〇日までの間に一五八名を治療し、うち一四〇名が退院しました。そのうちの八八例は、西洋薬の抗生剤やステロイド、肝臓保護薬などを使用せず、支持療法以外はすべて漢方薬で治療が行われたということです。

金銀潭医院全体では、八六二名の死亡者がでました。この病院には黄教授のグループが管理した南一区病棟のほかに七つの病棟がありますが、その平均死亡率は二桁に上ったそうです。

一方、中医学を積極的に取り入れた南一区病棟では、死亡率を一桁に抑えることに成功していました。すべての病棟の中で、死亡率が最も低かったのが、中医治療をメインにした南一区病棟だったというわけです。

残念ながら、この事実も日本ではほとんど紹介されていないので、知っている人はごくわずかです。しかしこの数字が示す事実を知れば、新型コロナウイルスに感染した患者を重症化させないために、日本においても積極的に漢方薬を用いることを検討すべきではないか。私はそう考えています。

重症化をゼロに抑えた大花山方艙医院

江夏区大花山方艙医院《だいかざんほうそういいん》は、一四の臨時病院の一つです。臨時病院には、医療崩壊を避けるために、軽症患者の重症化を防ぐという大きな役割があります。ここには、天津・江蘇・河南・湖南・陝西の病院から二〇九名の中医学の専門家が応援に入っていました。二月一四日から三月一〇日の開設期間中、計五六四名の患者を収容し、中医学による治療が行われました。

ここで特筆すべきことは、西洋医学を用いず、中医学のみによる治療が行われたという点です。

漢方薬を中心に、針灸・按摩・貼敷（膏薬状に固めた漢方薬剤を特定の経穴《ツボ》に貼り、局所にすばやく薬効を届ける療法）・刮痧《かっさ》（水牛の角などで作られたヘラで経絡・経穴・その周囲の皮膚をこすって刺激する療法）・耳ツボといった物理療法、さらに太極拳・八段錦などの運動治療も組み合わせた、中医学による総合治療が施されました。

中医学由来の治療法は、漢方薬を用いる薬物療法と、物理療法である針灸、手技療法である按摩・マッサージなどで、これは日本でも行われています。

本来の中医学には長い歴史に培われた豊富な治療手段があります。針灸にも右に紹介した貼敷や刮痧などさまざまな方法があり、按摩は推拿《すいな》ともいわれ多彩な手技があります。武術から発展した気功や太極拳などの運動療法や、「薬膳」として知られる食療養などもあり、多くの病気に広い適応力を備えているばかりでなく、これらを適切に組み合わせた総合的治療も行われます。

また、日常や病後の体調管理の養生の手段としても活用されます。中国の中医病院ではガンや難病の入院患者にこれらを総合した治療が施されます。また、リハビリテーションにも活用されます。いずれの療法の担い手も、みな中医学の学理を身につけているので、治療方針は統一され、それぞれの療法の特長が活かされた運用が行われます。

中医治療を信頼するようになった患者たち

中国は漢方発祥の地であり、日本とは比較にならないほど住民たちは漢方薬に馴染んでいるはずですが、大花山方艙医院は簡易的に作られた病院で、しかも中医学の方法だけで治療をするということに、はじめは不安を感じた患者も少なくなかったそうです。

患者の中には、「ECMOがある大きな病院に行きたい」「西洋薬を処方して欲しい」といった不満を口にする人もいたそうですが、漢方薬を服用して症状の改善を実感すると、徐々に中医学のみによる診療に信頼を寄せるようになりました。

また、灸や耳ツボ療法を施したり、太極拳や八段錦といった気功体操を取り入れることで、咳や頭痛、抑うつ感、睡眠障害などの後遺症にも改善が得られるなど、西洋医学以上の効果が得られたことから、中医治療はさらに注目されるようになっていきました。

結果として、大花山方艙医院では収容した新型コロナウイルス感染者五六四名のうち「重症化ゼロ」というすばらしい成果をあげました。

ほかの臨時病院では、西洋医学が中心で治療が行われたり、西洋医学と中医学が一緒に治療を行ったり、その病院を指揮するチームによって治療の仕方にも違いがあったわけですが、そこでの重症化率は二～五％でした。

この例を見ても、いかに新型コロナウイルス感染症に対して、中医学による治療が実践的であるかがおわかりいただけるのではないでしょうか。

大花山方艙医院に入院した五六四名の患者のうち、治癒し退院したのは四八三名、残りの六八名は、感染症指定病院に転院しました。これは、三月になると感染状況がかなり収束し、感染症病院でも病床に余裕が生じてきたため、役目を終えた臨時病院は次第に閉鎖され、臨時病院に残っていた患者たちは、すべて臨時病院よりも施設の整った感染症指定病院に移送されたことによります。つまり、残りの六八名は中医学での治療に効果が見られなかったから転院したのではない、ということです。

大花山方艙医院から移送された六八名は、転院先でも重症化することなく無事に退院しました。結果的に、中医学で治療を受けた患者は、一人も重症化することなく、無事治癒したということです。仮にこの六八名がそのまま臨時病院に留まり、中医学の治療を受け続けていたとしても、おそらく治癒し退院していただろうと想像できます。

治療に当たった中医学スタッフは二次感染ゼロ

新型コロナウイルスに感染した患者たちの治療に、漢方薬をはじめとする中医学の治療が、いかに効果があったかは、いま述べてきたとおりです。この治療をとおして、さらに、中医学の評価を高めたことがありました。それは、全国から大花山方艙医院に支援に入り、感染治療に当たった中医学の医療スタッフたちの感染もゼロだったということです。

一月の武漢市内では医療従事者の感染は、感染者数全体の二〇%を超えていました。つまり、感染した患者の治療に当たっていた医療スタッフも、治療時の接触などによって二次的に感染していたわけです。しかし、こと中医学の医療スタッフに関しては、それがゼロだったのです。これはすばらしい結果です。

「治療ガイドライン」には、感染予防を期待できる漢方薬が記載されていました。

大花山方艙医院の医療スタッフも感染予防の目的で、当然、漢方薬を服用し、治療に当たっていました。

なぜ中医学の医療スタッフは感染しなかったのか。それは予防的に漢方薬を服用していたことで、本人が本来持っている免疫力がさらに高まり、新型コロナウイルスを自分の免疫力で撃退していたのではないかと思われます。

これは、いまだ新型コロナウイルスの脅威下での不自由な生活を強いられている私たちにとって、注目すべきポイントです。

中医学による新型コロナウイルス感染症の治療や感染予防については後に詳しく述べますが、漢方薬を適切に用いれば、十分に元どおりの生活を取り戻せる可能性が期待できる点で、私たち日本人も日ごろから予防的に漢方薬を服用しておくことを真剣に検討してみる価値があると思います。


話をもとに戻します。

中国の新型コロナウイルス感染症の治療では、重症化を防ぐ、回復を促す治療以外に、後遺症をやわらげる治療にも漢方薬が使われました。

漢方薬には免疫力を高める、体力を補う、体の中に残っている病邪を取り除くなど、さまざまな作用があります。漢方薬をうまく利用することで、後遺症を改善し、健康な体を取り戻すことができます。

例えば、ひどい肺炎の後に肺の線維化（肺胞の壁に炎症が起きて、弾力性が低下し、気体が通りにくくなる）が起こり、痰を吐き出しにくい、粘っこい痰がたまり息苦しさが続く、体のだるさもなかなか改善しないなどという場合、炎症を抑えたり、血流を促進したり、痰を出しやすくするような、症状にピンポイントで効く漢方薬を使うことで、後遺症をやわらげたり、回復を早めることができます。

鍼治療のエキスパートも武漢へ

武漢で、鍼治療で多くの呼吸不全の患者を救った人物がいます。その人物とは、SARSの際にも香港に招かれて治療を行った経験がある、広東省中医医院副院長で循環器内科主任教授の鄒旭《すうきょく》医師です。

鄒教授は鍼治療による救急救命のエキスパートで、ふだんから救急病棟で重症患者に鍼治療を行い、人工呼吸器からの離脱に鍼治療を活用しています。鍼灸は中国が本場とはいえ、中医学の専門家である私も、こういう鍼治療をする人物が本当にいるんだなと感心してしまう、文字通りの名医です。

中医学の治療は、学校で学んだ知識だけでできるものではありません。もちろん治療理論があり、何千年もの積み重ねが支えになっていますが、いま目の前の患者の状況にどの知識を活用すべきなのかについては、ほとんど臨床経験に拠ります。多くの医師による臨床例や膨大な資料、古典の文献などを参考にしながら、多くの患者一人ひとりと向き合い、自ら臨床と検証を繰り返して「正解」を見つけていきます。鄒教授もまた、何十年にも渡って、現場で技術と知識を磨いてきました。

このように武漢では、中医学による治療が広く活用されました。病院での治療だけでなく、自宅療養者や疑似陽性者、濃厚接触者に対して、漢方製剤を全市に無料で配布したことは、感染と発症の予防に大きな効果があったと考えられます。日本でも中国大使館では漢方製剤を大量に調達して、日本に住む中国人留学生に配布するという便宜を図りました。

残念ながら日本の医療現場では、そのような対応をとることができません。これは漢方を扱う医師のレベルにも問題もありますが、それ以上に、予防的に漢方を用いたり、一律に薬を配布するといったことへの、社会的コンセンサスが出来上がっていないからといわざるを得ません。

視力低下を抑えた漢方薬の話～シンプルな発想だから応用が効く～

かなり珍しい目の変性疾患の男性患者が、西洋医学ではどうにも視力の低下を止められないということで、私の医院のドアをたたいたことがありました。

変性疾患で視力低下が止まらない患者の場合、漢方では「補中益気湯＋当帰芍薬散」を試すことがあります。この組み合わせには「体の上のほうに届く」性質があり、顔や頭のトラブルに効果があることが多いからです。

当帰芍薬散は「女性の悩みに使われる漢方薬」と紹介されるような薬で、めったに男性には処方しません。

「まずは気血を上に昇らせて、ちょっと様子をみましょう」ということで、「補中益気湯＋当帰芍薬散」を試してみると、ほどなく視力の低下が落ち着き始めました。それから3年経っても4年経っても現状維持が続きました。「状態が安定しているので漢方薬をいったん止めて、様子をみたい」という患者さんの要望を受け入れ、私は治療を中断しました。するとそれから2年ほどして、漢方薬を飲まなくなったら、視力の低下が進んだといって、患者さんが再び訪ねてきました。「補中益気湯＋当帰芍薬散」の治療を再開してもう何年か経ちますが、患者さんの視力の低下は止まっています。

中医学は気血の巡りをとても重視しています。体の上のほうに何か問題があるときは、体の上のほうの気血が足りなかったり、どこかでその流れが滞っていることが原因です。

足りないものは補い、上まで届かないなら押し上げて、詰まっていれば通してあげる……。漢方の基本的な考えはとてもシンプルで、だからこそ、どんな場合にもなにかしらの対処法があるということです。

第二章

感染症への中医学的アプローチ

本章では、中医学における発病のメカニズム、治療の基本的な考え方、新型コロナウイルス感染症の封じ込めに効果的だった漢方薬について述べますが、その前に、新型コロナウイルスより以前の感染症、特にSARSと新型インフルエンザに中国社会と中医学がどのように対応したのかについて紹介しておきます。

SARSの経験①
中西医結合の試みと中医学ネットワークの形成

今回の新型コロナウイルス感染症の対策には、二〇〇三年に中国から世界に広がり、当初原因不明だったSARSの経験が生かされています。

SARSの治療に中医学がどのような役割を果たしたのかを振り返り、それが新型コロナ対策にどのようにつながっていったのかについて述べておきます。

ＳＡＲＳはその当時に発生した新種のコロナウイルスによる感染症で、南シナ海に面する中国南部の広東省から中国各地、香港、台湾、シンガポール、ベトナム、カナダなど、三二の国と地域に感染が広がりました。幸い日本での流行は食い止められました。

ＷＨＯは、当初、死亡率を四％程度と推計していましたが、香港の致死率はかなり高くなりました。一棟のマンションから多数の感染者が出たり、病院内感染で多数の医師や看護師が感染してしまうという例があり、人への感染力が極めて強く、スーパースプレッダーによる集団発生も見られました。

ＷＨＯの資料によると、二〇〇二年一一月一日から二〇〇三年七月三一日までの全世界でのＳＡＲＳ感染者数は八〇九八名、死亡者数は七七四名でした。中国国内では五三二七人が感染し、三四九名が死亡。全体の致死率は九・六％ですが、中国では六・五％。最も患者数が多かったのは広東省で、感染者は一五一五名に上りましたが、致死率は三・七％に抑えられました。

今回、いち早く武漢入りした仝教授は、ＳＡＲＳの流行時に北京の中日友好医院でＳＡＲＳ治療の責任者として最前線にいた人物です。

仝教授は大学院生だった一九八〇年代、南京で流行性出血熱の研究に従事していました。

流行性出血熱は、高熱が出て、出血やショックを起こす病気です。重度になると腎不全や多臓器不全といった症状を併発します。南京の研究チームでは、チューブを使って漢方薬を流し込む中医薬治療で、多くの患者を救うことに成功しました。

仝教授はその後、臨床医として流行性耳下腺炎や日本脳炎、ウイルス性肺炎などの治療に取り組み、漢方薬のみの治療で成果をあげてきました。

二〇〇三年五月八日、当時の呉儀《ごぎ》副総理が会議を招集して、中医学をＳＡＲＳ治療に用いることを決定します。北京では中日友好医院、宣武医院、小湯山医院をＳＡＲＳ治療の指定病院とし、漢方によるＳＡＲＳ治療が開始されました。

仝教授は中日友好医院で、中医学チームの責任者として治療に当たり、一六例の患者を漢方薬のみで治癒に導きました。そのうちの確定診断例一一例の漢方治療が、ＷＨＯに報告されました。

広東省でＳＡＲＳの感染が広がり始めたのは、二〇〇二年一二月頃からです。当初、病原体の正体がわからないまま患者に対応せざるを得なかったため、翌年の一月は医療関係者が次々と感染して、大問題となりました。二〇〇三年二月九日までのＳＡＲＳ感染は三〇五例、そのうち一〇五例が医療関係者でした。

省都の広州市でも感染が拡大しはじめると、広東省中医医院は国家衛生部に原因不明の肺炎の流行を報告、すぐに対策チームが発足しました。

二月一〇日には全国の著名医師が広東省中医医院に集結し、効果的な治療法の検討を始めました。そして西洋医学と中医学の医師が力を合わせる中西医結合の試みが行われました。

中医学側では、初期、中期、後期の三段階に分けて、六種類の漢方薬が考案されました。この治療案は、全国の経験豊かな医師のアドバイスと現場のフィードバックを繰り返しながら、何度も改定されていきます。

当時の広州には鄧鉄涛《とうてつとう》という名医がいました。二〇一九年に一〇四歳で亡くなるまで、中医学界の最長老として活躍した人物でした。

鄧医師は中医学の継承に力を注ぎ、一人のベテラン中医師に二人の若手中医師をつけるという、徒弟制度的な教育を復活させ、広州から数多くの名医を輩出することに寄与しました。自分の弟子の中で実力のある医師も、中国各地の名医の元に派遣して学ばせました。

こうした鄧医師の人材育成のおかげで、広州を中心とした名医のネットワークが形作られ、ＳＡＲＳの治療法を検討する際に、全国からアドバイスを受ける下地になっていたようです。

鄧医師をはじめとする現場の医師たちは、毎日状況を分析し、電話やメールを使って全国の名医と意見を交わし、治療案の検討を重ねました。

広州での治療経験は中国各地でも導入され、治癒率の向上、合併症の減少、死亡率低下、入院日数の短縮などに多大な貢献をしました。

また、国家中医薬管理局では、予防のための漢方処方のほか、濃厚接触者や擬似例に服用させる処方を制定して活用しました。

ＳＡＲＳの経験②
香港で驚くべき成果を上げた中医学治療

中西医結合と中医師たちのネットワークによって、広州でのＳＡＲＳが収束しかけた頃、香港で感染が急拡大し始めました。香港当局は経験を積んだ中国の専門家たちに治療の協力を要請しました。早期に香港入りした代表的な中医師の一人が広東省中医医院呼吸器科主任の林琳《りんりん》教授です。

香港は一八四一年から一九九七年までの約一五〇年間、イギリスの統治下にありました。イギリスが統治していたとはいえ、もともとは中国の一地方なので、民間医療としての中医学は身近な存在で、街のあちこちに中医学の診療所がありました。

しかし、大学での医学教育や市中の総合病院はイギリス式のシステムです。欧米での留学経験がある医師や欧米人医師も多く、大病院では中医学はほとんど受け入れられていませんでした。

中国本土では、西洋医学の医科大学でも中医学の基礎学習に数十時間を費やします。また西洋医学の病院でも、副作用の軽減や術後の回復などには漢方薬が使用され、リハビリや疼痛管理のために鍼灸科が併設されているのは珍しいことではありません。そのため中国本土では、西洋医学を修めた医師でもある程度は中医学に対する知識があります。

ＳＡＲＳの流行という非常事態の中、香港の公立病院ではじめて中医学による治療が行われることになります。

林教授ら中医学チームは、広州市の呼吸器疾患の権威である鍾南山医師ら西洋医学の医師とともに中西医結合による治療を行いました。その症状によって患者を早期、中期、極期、回復期の四段階に分け、それぞれの治療指針を策定し、その状態に合わせた治療を進めたのです。

当時、西洋医学ではＳＡＲＳに対して有効な手立てがないので、中医学の医師たちが香港側から任されるのは、治療に行き詰まった重症患者や、集中治療室で呼吸管理されているような重篤患者ばかりでした。慣れない環境下、西洋医学の医師たちの懐疑的な視線の中、中医学界から選ばれた医師の代表として必ず成果を出さなければならないプレッシャーは大変なものだったろうと想像します。

最初の症例となった患者は、下痢が止まらずに、症状が悪化する一方の重症患者でした。林教授らは中医学の診断に基づいた漢方薬を投与します。すると三日後には下痢が止まり、患者は快方に向かい始めました。

西洋医との多少の軋轢はあったものの、これがブレイクスルーとなり、西洋医も積極的に中医治療を取り入れ始めました。その結果を聞きつけた患者からも、漢方薬治療を求める声が増えていきます。

中医学チームは、担当する患者一人ひとりの症候を詳細に観察し記録しました。そして夜になると毎日のように、中国各地の中医学の名医たちに電話で報告をします。そこで、使用した漢方薬の検討を重ね、より適切な方法を模索しながら治療を続けました。

広東省中医医院では、香港におけるSARS患者の中西医結合の効果を分析して発表しました。それによると重症者七七名を含む一〇三名の患者のうち、九六例が治癒（九三・二％）、死亡が七例（六・八％）という結果でした。重症者の割合が高い中、死亡が七例に抑えられたのは、注目すべき成績といえるでしょう。

また、香港当局が公表したデータによると、中西医結合の治療を受けた患者のグループは、西洋医学のみの患者グループに比べ、平均入院日数が四日間短く、ステロイドの使用量も減少するという結果が出ました。

林教授たちの治療は大きな評価を得て、香港メディアはその活躍ぶりをたびたび取り上げました。林教授は香港医院管理局から「抗SARS勇士」として表彰され、香港市民の間でもこれまで民間医療の一つとして捉えていた中医学に対する評価は一変しました。

中医師と協力して治療に当たった香港の医師たちの認識は大きく変わり、以後、香港の大病院や公立医療機関でも中医学が導入されるようになりました。

新型インフルエンザへの対応

二〇〇九年、今度は新型インフルエンザが世界的に流行します。中国政府の新型インフルエンザ対応は、SARSの経験があったので迅速でした。

政府主導で治療に使われた薬の一つが「連花清瘟膠嚢《れんかせいうんこうのう》」（膠嚢はカプセルのこと）です。これはもともとSARSの治療薬として開発され、後述する今回の新型コロナウイルス感染症の治療薬「三薬三方」（三つの製薬と三つの方剤）の一つとしても注目されている薬です。

構成生薬は連翹《れんぎょう》・金銀花《きんぎんか》・炙麻黄《しゃまおう》・炒苦杏仁《しゃくきょうにん》・石膏《せっこう》・板藍根《ばんらんこん》・錦馬貫衆《きんばかんじゅ》・魚腥《ぎょせい》草《そう》・広藿香《こうかっこう》・大黄《だいおう》・紅景天《こうけいてん》・薄荷脳《はっかのう》・甘草《かんぞう》の一三種類で、伝統的中医学の古典『傷《しょう》寒論《かんろん》』に記載されている麻杏石甘湯《まきょうかんせきとう》と、清代に熱病に対して考案された銀翹散《ぎんぎょうさん》を組み合わせたものです。

主な効能は解熱、咳止め、疲労感の解消で、カゼをこじらせて熱がなかなか下がらず、悪化して肺炎になってしまいそうなときに有効な薬の組み合わせです。現在では季節性インフルエンザの治療薬として使われ、中国では市販薬として簡単に入手できます。

新型インフルエンザでは、政府主導で新興感染症に対する漢方薬治療が積極的に導入されました。この時の使用事例は、アメリカの内科学会誌にも掲載されました。

それまで、中医学の研究や治療については、大多数が中国語の論文だったため、国際評価を受ける機会がほとんどありませんでした。しかしこれを契機に、中医学の治療に関する論文が英訳されるようになり、英語圏の国の雑誌での掲載が増え、中医学の国際化が進んでいくターニングポイントになりました。

ちなみに、ここに出てきた「三薬三方」とは、「三薬」は軽症・普通症に用いる連花清瘟カプセルと金花清感顆粒《きんかせいかんかりゅう》、重症と重篤症に用いる血必浄《けつひつじょう》注射液のことであり、「三方」は軽症・普通症・重症・重篤症に用いる清肺排毒湯《せいはいはいどくとう》、軽症・普通症・重症に用いる化湿敗毒方《かしつはいどくほう》、軽症・普通症に用いる宣肺敗毒方《せんぱいはいどくほう》のことを指します。

このうち金花清感顆粒は二〇〇九年の新型インフルエンザ流行に際して開発され、その後季節性インフルエンザにも使われています。

「麻黄湯」の危険性

その頃、日本において新型インフルエンザ治療で注目された薬が麻黄湯《まおうとう》です。当時、インフルエンザの特効薬として広く使われていたのはタミフルですが、タミフルの副作用の一つとして子どもの異常行動が問題になり、一〇代へのタミフル使用が原則的に禁止されました。その代替薬として使用されたのが麻黄湯です。

日本でほかのインフルエンザ治療薬と麻黄湯との比較試験も行われて、その有効性が証明されると、使用する医師が増えて、一時期、ドラッグストアでも品薄状態になるほどでした。

このとき以来、「インフルエンザには麻黄湯」という考え方がある程度定着してしまいましが、西洋医学と中医学の両方に携わる私からすると、少々問題を感じています。

というのは、麻黄湯は風寒のカゼやインフルエンザの初期に使う強力な薬です。カゼでもインフルエンザでも、初期というのはせいぜい二〜三日で、一般的に強い病邪に対して強い薬を使うのは短期間かつ体力のある患者の場合に限られるからです。

熱が下がらないからといって、麻黄湯をある程度長く使い続けると、かえって患者の体力を消耗させ、病邪に対する抵抗力を損なうことになりかねません。漢方の基礎的な知識もなく、「インフルエンザには麻黄湯」という考えが、まるでキャッチフレーズのように広まってしまうのは、少し危険ではないかというのが私の意見です。

私の経験では、インフルエンザには麻黄湯よりも、桂枝湯《けいしとう》と麻黄湯を合わせた桂《けい》麻各半湯《まかくはんとう》という方剤が適しているのではないか思います。医療用漢方製剤では麻黄湯と桂枝湯を合わせて服用すれば代替できます。

私は神奈川県大和市の医師会に所属しているので、日曜日など多くのクリニックが休診する日に休日診療当番をすることがありますが、毎年、冬場はインフルエンザの患者ばかりです。

そこには漢方薬も備えられてはおらず、内科担当医として西洋医学の治療をしなければならないので、検査でインフルエンザの陽性反応が出た患者には、休日診療所のルールとしてとりあえずタミフルを一日分だけ処方し、翌日改めて内科の診察を受けるようにすすめ、かかりつけ医にその後の治療を委ねています。

しかし中医学の医師としての立場から患者の脈や舌の状態を診ると、本当はタミフルを服用するよりも、桂麻各半湯などの漢方薬のほうが効果があると思われるケースが多いのです。

感染する人、感染しない人、その違いは？

二〇二〇年二月にクルーズ船ダイヤモンド・プリンセス号で、新型コロナウイルスの集団感染が発生しました。それは、対岸の火事であった新型コロナウイルス感染症が、日本人にとって身近な脅威になった瞬間でした。

三七一一名の乗客乗員のうち、合計七一二名の陽性者が確認されるというアウトブレイクが起きたわけですが、それと同時に不思議な現象が起きていました。

感染した家族と狭い船室にずっと閉じ込められていたわけですが、ほかの家族も感染してしまうケースと、感染しないケースがあったのです。この違いはいったいどこにあったのでしょうか。

中医学では、病気は生体の抵抗力や防御能力である「正気《せいき》」が衰えるか、「邪気《じゃき》（病邪）」が体内に入り込んで引き起こされると考えます。「正気」が、病気の原因となる「邪気」と闘い、正気が不足していれば邪気がまさって発病し、正気が強く邪気を抑え込めば発病しないと考えるわけです。つまり、病気になるかならないか、感染するかしないかは、正気と邪気の闘いの結果であるという理解です。

中医学では病因を「内因」「外因」「不内外因」の三つに大別しています。以下、それぞれについて簡単に説明しておきます。

内因――プラス感情も度を越せば邪気になる

「内因」とは体の内側、つまり五臓六腑の機能失調や精神情緒の変動が病気の要因となるものです。このうち精神情緒の変動はさらに「喜・怒・思・憂・悲・恐・驚」の七つの感情（七情）の変動に分けられ、七情の刺激が直接臓器に影響して病気を引き起こすと考えます。

いくつか例を挙げると、「喜」の感情が高ぶると、気が緩み集中力が低下し、心を支配する臓器に影響を与える。「怒」の感情が激しくなると、判断力を司る臓器に影響する。「思」（思い悩む）の感情が過度になると、消化吸収を行う臓器の気が停滞し、食欲不振になる……、といった具合です。

このように中医学では、感情が体調を狂わせる原因の一つであるとし、診察の際は感情がどのような状態なのか、どのように変化したのかを重視します。

面白いのは、ふつうプラスの感情と思われる「喜」も、「すぎる」と心が動揺し、やはり病因になると考えるところです。つまり、精神的な動揺は体調を崩す元であり、喜びすぎない、怒りすぎない、悲しみすぎないなど、なるべく平常心でいること、一つの感情に長くとらわれないようにすることが健康を保つことにつながるというわけです。

外因——体がついていけないほどの気候変化が邪気になる

「外因」とは、文字どおり体の外にある病気の原因のことで、具体的には季節や気象の変化、自然界の現象などのことです。

中医学では自然界の気象現象を「風《ふう》・寒《かん》・暑《しょ》・湿《しつ》・燥《そう》・火《か》」の六種に分類して「六気」と呼びます。気象変化や気候の異常が身体に侵襲的に作用する場合、六気は「六淫の邪」という邪気になります。

中医学では特に季節による風、寒さ、暑さ、湿度、乾燥などに注目し、体の適応能力を超えるほどの異常な気候変化が邪気になると考えます。寒すぎれば「寒邪」、湿度が高くジメジメしていると「湿邪」、反対に乾燥が激しいと「燥邪」という具合に、それぞれが病邪になり、人の体に影響を与え、病気を引き起こすと考えるわけです。寒い時期に急に気温が上がる、暑い時期に北風が吹き荒れ寒くなるなどの異常気象も邪気として働きます。

梅雨時になると頭が痛くなるのは湿邪が原因の頭痛、冬に肌が乾燥して痒くて仕方がないのは燥邪が原因の乾燥肌、連日の暑さで体がだるいのは暑邪が原因の夏バテ……、という具合に考えると、誰にでも経験があることなので、理解しやすいと思います。

不内外因――内因でも外因でもない病気の原因

「不内外因」とは、「内因」でも「外因」でもない病因のことです。例えば、食生活の乱れや運動不足、睡眠不足などの生活習慣、怪我、寄生虫などは、不内外因にあたります。

日常生活の中では久視（目の酷使）、久臥（寝たきり）、久坐（座りっぱなし）、久行（歩きすぎ）、久立（立ちっぱなし）を「五労」といい、同じ姿勢や動作を長時間続けることも病気の原因になるとしています。

内因でも外因でもカバーすることのできない、災害なども不内外因の病因として扱います。

中医学の治療原則は「扶正祛邪」

これまで述べてきたように、病気を引き起こす邪気が生まれる原因には、大きく内因、外因、不内外因の三種類があり、体を守る免疫力や自己治癒力、抵抗力である正気が邪気を抑え込むほどに十分にあるかどうか（気が満ちているかどうか）で、病気になってしまうか、健康でいられるかが決まります。

木枯らしが吹く寒い冬の日に外出したところ、帰宅後に寒気がして、しばらくすると熱が出てきた。このような場合、中医学では「風寒の邪」という病邪が侵入したせいだと考えます。

また、ある人が関節炎に悩まされていたとします。その人は、長年ジメジメした湿気の多い土地に暮らしている。次第に体が重く、だるさを感じ、あちこちの関節が痛むようになった。そのような場合は「湿邪」による関節症と考えます。

しかし、同じように寒かったり湿気の多いところにいても健康を保つ人もいるし、同じ家に暮らしている家族でも、皆が同じ病気になるわけではありません。これはその人が持っている「正気」の強さの違いにあるということになります。病気になるのは「邪気」が「正気」を上回ったときです。そして「正気」が「邪気」に負けたとき、病気は進行してしまうのです。

前に触れたダイヤモンド・プリンセス号の場合でも、新型コロナウイルスに感染した家族と一緒にいて、感染してしまうケースと、感染しなかったケースがありましたが、中医学的に考えれば、その結果を分けたのはその人に「正気」が満ちていたかどうかの違いと考えられるわけです。

では、どうすれば病気を防いだり、病気を治すことができるのか。もうお分かりと思いますが、「正気を扶け、邪気を取り除けばよい」のです。これは、「扶正祛邪《ふせいきよじや》」といい、中医学で最も重要視している治療原則です。

病気の予防には、不足している「正気」を補うだけでなく、できるだけ邪気を遠ざけることが原則です。病気になってしまったら、邪気と戦う「正気」を補いながら、その病気の原因である「邪気」を取り除くことが必要になります。

邪気は、その性質によって取り除き方が異なるので、患者の症状、顔色、脈の状態や舌の状態を観察し、問診をすることで患者の状態を把握するのと同時に、病気が発生した環境も考え合わせて邪気の性質を特定する。これが中医学の診断の下し方なのです。

中医学における感染症のとらえ方

中医学における病気の原因の考え方、病気の予防と治療の考え方の大筋はご理解いただけたと思います。

しかし本書の目的は、中医学の力で新型コロナウイルス感染症をいたずらに恐れることなく生活していく対策を提案することです。

対策を立てるには、闘う相手のことを熟知しなければなりません。孫氏の兵法にあるように「敵を知り己を知れば、百戦して殆《あやう》からず」です。

この言葉にしたがい、中医学では感染症をどのような病気ととらえているのか。まず、この点について述べておきましょう。

中医学では、感染症とは人に悪さをする「病毒」という邪気（病邪）が体の中に入り込むことで発生する病気、ととらえています。

感染症の原因である病邪は、「風寒の邪」と「温熱の邪」の二つに大別されます。風寒の邪は、風邪と寒邪が結び付いて体内に侵入するため、まずぞくぞくするような寒気を感じ、節々が痛み、次第に発熱します。しかし初期症状は、熱が出てもふつうは汗をかきません。

一方、温熱の邪は、すぐに発熱して熱感を伴います。併せて、喉の渇きや強い頭痛を訴えます。

SARSは進行が早い病気で、感染すると直ぐに熱が出て、肺が侵され、咳がでたり息苦しくなったりという呼吸器の症状が出ます。これを中医学的に表現すれば、鼻や口から入った温熱の邪が、すぐに肺まで入り込む、ということになります。そしてどんどん体の内側に入り込むのですが、このスピードが非常に速いのがＳＡＲＳの特徴です。そのためＳＡＲＳは温熱の邪が原因と解釈されて、治療が進められました。

それに対し新型コロナウイルス感染症は、単なる風寒の邪でも温熱の邪でもなく、多くの症例から「寒湿の邪」と解釈されています。

その特徴の一つは、感染してから症状が出てくるまでに時間がかかること。いわゆる潜伏期間が長いのが特徴です。

ＳＡＲＳと違って、潜伏期間が長く、いわゆる不顕性感染（症状がない感染者でも、人に感染させてしまう力がある）も多いというところが、この新型コロナウイルス感染症の厄介なところです。

また、人によっては、自覚症状がないという場合もあります。感染していても自覚がないので、生活や行動を改めようとしません。以前と変わりなく生活してしまうので、知らず知らずのうちにウイルスを拡散させてしまい、それがパンデミックを引き起こしたわけです。

また、新型コロナウイルス感染症では、肺炎の症状が出る前にも、発熱や頭痛、下痢、だるさなど、体のあちこちにいろいろな症状がでます。特に初期症状として食べ物の味がわからなくなる味覚異常、においがわからなくなる嗅覚異常を発症するのも特徴で、これは後遺症としても長引くケースがあります。

こうしたさまざまな症状が先行して現れますが、最終的には肺にきます。

肺がおかされると痰が大量に溜まって排出できなくなり、呼吸困難が進んでいきます。新型コロナウイルス感染症を発症した人の肺のCT画像所見では、白く磨りガラス様の炎症が広がっているのがわかり、呼吸面積が縮小し呼吸困難が進んでいます。さらに重症化すると、人工呼吸器でも間に合わなくなり、ECMOを使わなければならない状況に陥ります。

症状の進行はSARSよりゆっくりですが、じわじわ進んでいきます。しかも組織の破壊力はSARSと同程度で、かなり強力です。そして多臓器不全のような深刻な状態になります。

中医師たちの意見交換から生まれた緊急新薬「三薬三方」

このような症状から、新型コロナウイルス感染症は単純な「風寒の邪」ではなく、SARSよりも複雑で、一筋縄ではいかない病毒が原因だろうと考えられました。

雷神山医院で治療にあたった張伯礼教授は、新型コロナウイルスは湿気の強い時期に感染拡大が始まり、治癒にも時間がかかるしつこい病気であること、人を死に至らしめる強い病毒性があるという点に注目し、「湿毒疫」という病邪と認定しました。

「湿毒疫」の「毒疫」という言葉は、組織を破壊する力が強く、感染力が強い病原であることを意味しています。

また、この「疫」という概念は、明代（一三六八～一六四四）の呉又可《ごゆうか》という医師が「温疫」という伝染力の強力な天地間の異常な邪気として打ち出した概念です。呉又可はこの時代に流行した感染症を見て、自分が知っている普通の風寒の邪や温熱の邪とは違う、もっと凶悪な病毒性を持つ何かが体を侵しているに違いないと考えました。それを「疫」と名付けたのです。

「湿毒疫」の治療方針は、体内の「湿邪」を取り除き「毒疫」を解毒することです。

歴史的な中国の医療には、前例のない凶悪な感染症が流行すると、過去に試みた治療を記録した文献を調べたり、各流派の考え方を持ち寄って新しい治療を試みるという伝統があります。優秀な先人たちが知恵を絞った対策の記録は大きな財産で、それを受け継いだ現代の中医学には、迅速かつ柔軟な対応を続けてきた歴史に培われた中医学固有の性格があります。

ＳＡＲＳが流行したときにもその伝統的な性格が発揮されて、昼間の診療を終えた医師たちは、毎晩、電話やネットで意見交換し、議論を尽くしました。そして、そこで得た新しい治療法を翌日には臨床で実践し、さらにブラッシュアップして次につなげていくことを繰り返し行ったといいます。

今回の新型コロナウイルス感染症についても伝統的な性格が遺憾なく発揮されました。それが「三薬三方」と命名された新型コロナウイルス感染症の緊急用の薬の短期間での開発につながり、「三薬三方」は大量に発生した無症状から重症患者に対して広く処方されました。

九〇%以上の患者に効いた「三薬三方」

では、その「三薬三方」とはどのような薬なのか。具体的に説明します。

まず「三薬」ですが、連花清瘟《れんかせいうん》カプセル、金花清感顆粒《きんかせいかんかりゅう》、血必浄注射液《けつひつじょうちゅうしゃえき》という三つの薬剤のことです。「三方」は、清肺排毒湯《せいはいはいどくとう》、化湿敗毒方《かしつはいどくほう》、宣肺敗毒方《せんぱいはいどくほう》の三つの方剤のことです。「方剤」とは、生薬を組み合せて（配合して）処方した薬を指します。

二〇二〇年三月二三日、国家中医薬管理局の余艶紅氏は武漢で記者会見を開き、清肺排毒湯をはじめとする三薬三方が、新型コロナウイルス感染者の九一・五％にあたる七万四一八七人に用いられ、九〇％以上の患者に有効であったと報告しました。さらに、武漢の大花山方艙医院の入院患者五六四人にも用いたところ、一人も重症化しなかったという優れた効果があり、その他の病院の重症化率も二～五％であったという、三薬三方の驚くべき治療結果を公表しました。

過去の歴史の処方に学び、実際の病状など現在の情報を分析して、より効果が期待できるなら躊躇することなく取り入れていく中医学の柔軟性が、こうした好結果を生みだしたことは間違いありません。この柔軟性は中医学の伝統的体質であり、日本の漢方界でも参考にすべきだと思います。

感染症予防には「玉屏風散」と「補中益気湯」を

武漢での「三薬三方」の処方は、新型コロナウイルスに感染した多くの患者の命を救い、元どおりの生活ができるまでに回復させました。

また、新型コロナウイルスに感染している患者と密に接していたにもかかわらず、治療に当たった中医学の医師グループからは、一人の感染者も出なかったという事実があります。もちろん感染を防ぐ防護衣を着用するなど、徹底した感染予防対策のもとでの治療活動だったと思いますが、医師グループの感染者がゼロというのは特筆すべき事実です。

予防対策から感染者の治療、そして後遺症ケアまで、さまざまな漢方薬が使われたわけですが、すべての予防、治療は、前述した「扶正祛邪」の考えに基づいて行われていたのだと思います。

中医学は「気の医学」といわれるほど、「気」を重視します。「気」の不足は老化や病気の原因になるため、中国人は昔から食べ物や薬、鍼灸や気功などをとおして常に気を補うことを怠りません。

気を補うときに用いられる「補気薬」の一つが、日本でもよく知られている朝鮮人参です。

例えば、食欲不振や胃もたれなど胃腸の不調に処方される「六君子湯《りっくんしとう》」には、朮《じゅつ》、茯苓《ぶくりょう》、半夏《はんげ》、陳皮《ちんぴ》、大棗《たいそう》、甘草《かんぞう》、生姜《しょうきょう》などが配合されていますが、主な薬物は人参なので、気を補う力が強力な漢方薬です。日本人の体質虚弱な人にはよく使われます。

気を補う人参も感染症予防に用いられますが、新型コロナウイルス感染症の予防薬として推奨されているのは「玉屏風散《ぎょくへいふうさん》」や「補中益気湯《ほちゅうえっきとう》」です。なぜなら、配合量がもっとも多い主薬である黄耆に「衛気《えき》」を高める働きがあるからです。衛気は体中を巡りながら体表面にも分布し、邪気の侵入を食い止める防衛作用があります。

補中益気湯には朝鮮人参も配合されていますが、朝鮮人参はパワーが強く即効性があるものの、体質に合わない人もたくさんいます。のぼせやすかったり、エネルギッシュで高血圧といったタイプの人が、人参を服用すると余計に血圧があがってしまうことがあります。このような副反応は薬物の配合に工夫をこらすことによっても防ぐことができます。

体質の鑑別が必要なので、新型コロナウイルス感染症の予防薬として推奨できるのは、「六君子湯」よりも、衛気を高める働きがある黄耆を主剤とする「玉屛風散」や「補中益気湯」というわけです。

中医学の基本は一人ひとりの体質やどんな病邪に侵されやすいかを見極めて治療方針を決めることです。見た目には同じ症状でも、病邪が異なれば処方する漢方薬も異なります。ここが同じ病名、同じ症状なら同じ薬を処方する西洋医学とは大きく異なる点です。

西洋薬が効かない病気に、なぜ漢方薬が効くのか

～複雑な調合だから、複数の病気にも効果がある～

昔は東洋でも西洋でも、人々は自然の中にある植物や鉱物、動物を薬として使っていました。漢方薬は昔も今も、天然の材料「生薬」を使います。しかも1種類ではなく、多い場合には20種類もの生薬を組み合わせて、一つの薬にしています。複数の生薬を煮出して作る漢方薬は、数えきれないほど多くの成分を含んでいます。

西洋では化学が発展した19世紀以降、いろいろな生薬から有効成分だけを抽出して薬に使いはじめました。例えば咳止めに使われるエフェドリンは麻黄という生薬から抽出された成分。解熱鎮痛薬としておなじみのアスピリンは、柳の樹皮が由来の成分です。

さらに技術が進むと、生薬を使わず化学合成によって、薬が作られるようになりました。

化学合成された薬の多くは、単一の成分で構成されています。そのため一つの疾患や症状に強い薬理作用があります。個人差に左右されにくく、再現性が高いため、いわゆる「エビデンス」レベルが高い薬を作ることができます。

一方、天然の生薬は含有成分にばらつきがあります。しかも漢方薬は生薬を複数組み合わせているため、何がどう効いているのかという科学的評価が難しく、「エビデンス」がないと批判されることもあります。

しかし漢方薬には、その複雑さゆえに幅広い症状に働くという特徴があります。

そして、一つの症状だけでなく体全体の調子を整えてくれるという点も西洋薬にはないメリットです。

西洋薬と漢方薬は、それぞれの長所を理解して、うまく使い分けるのがいちばんです。

第三章

新型コロナウイルスに効く漢方薬

なぜ漢方新薬の開発はスピーディーなのか

二〇二〇年一月、新型コロナウイルスが猛威を振るっていた武漢では、派遣された中医学の医師グループが、ＳＡＲＳや新型インフルエンザで結果を出していた漢方薬を試し、患者の状態をみながら処方を調整していきました。

その結果は、全国の名医たちに逐次報告され、新型コロナウイルスに適合させる調合について意見を募り、それを治療に当たる医師たちにフィードバックし、臨床で試していく。治療チームごとに治療成績を競い合うように繰り返される調合の改善で、新型コロナウイルスに最適の処方研究は急ピッチで進んでいきました。そしてついに清肺排毒湯《せいはいはいどくとう》の繁用性が高いことが分かり、国家中医薬管理局もそれを認めました。

読者の中には、中国では新しい薬がそんなに簡単に認可されるのかと、疑問を抱く人がいるかもしれません。

日本では新薬が認可されるまでに一〇年以上の年月がかかります。基礎研究に二~三年、動物を用いて有効性と安全性を確かめる非臨床試験に三~五年、さらに治験に三年、長い場合は七年くらいかかることもあります。こうした研究開発を経て、いよいよ承認申請となりますが、審査にまた一~二年要します。そしてようやく認可がおり、医薬品として製造販売が認められます。

たしかに日本の新薬開発に比べると、中国のケースは非常にスピーディーでした。しかし、これには理由があります。

というのは、漢方薬は一人ひとりの病状に合わせて薬をオーダーメイドで処方するのが基本で、その都度すでに認可された個々の薬物を配合して処方を作ります。中医学での薬の処方は、伝統的にこういう手法なので、そもそも処方薬の場合は「認可」というシステムがないのです。

こうした診察や薬の処方の方式は、患者の症状を中医学的に分析、総合し、どのような種類の「証（病症）」かを判断するので、「弁証論治」と呼ばれています。

例えば、中医師は問診をしながら、患者の脈や舌の状態を観察する中医学独特の診察によって、病気の全体像（証）を把握し、治療方針を立てていきます。その治療方針によって、「麻黄九グラム、杏仁九グラム、石膏一五グラム、甘草六グラム」といったように、いくつかの生薬を選び、それぞれ何を何グラムと一日分の使用量を書き出して、その都度処方を作ります。

また、漢方で使用される個々の生薬は、長い歴史の中で効き目や安全性が確認されていますし、処方のベースとなる基本処方も歴史的に実績があり、配合にも一定の原則を守りつつそれを調整していくので、こうした点でもその都度安全性を確認する必要はなく、認可をする必要もないのです。

中医学チームが開発した新型コロナの特効薬「三薬三方」

武漢の中医学チームの医師たちが全国の中医師たちの力を借りて開発したのが、

「三薬三方」と命名された六種類の漢方薬で、新型コロナウイルスに感染した多くの患者を救いました。

この三薬三方は、過去のＳＡＲＳや新型インフルエンザで使われた漢方薬をベースに作り出されました。

三薬三方については前述しましたが、三つの製剤（カプセルなど）と三つの新たな薬方を意味し、三薬は「連花清瘟《れんかせいうん》カプセル」「金花清感顆粒《きんかせいかんかりゅう》」「血必浄注射液《けつひつじょうちゅうしゃえき》」、三方は「清肺排毒湯《せいはいはいどくとう》」「化湿敗毒方《かしつはいどくほう》」「宣肺敗毒方《せんぱいはいどくほう》」のことです。

その中で、最もよく使われた漢方薬が清肺排毒湯です。新型コロナウイルス感染症の治療ガイドラインにも掲載されており、生薬の種類も分量も明示されています。

しかし実際の現場では、定型的に配合された清肺排毒湯のみを使うのではなく、特に重症患者に対してはその病状に合わせて適宜配合を加減したり、ほかの薬を使ったりと、病棟ごとに臨機応変に対応したようです。そういったフレキシブルなやり方ができるのが中医学の強みです。

では、以下、三薬三方のそれぞれの特徴と効能を説明していきます。

連花清瘟カプセル

もともと連花清瘟カプセルはＳＡＲＳの治療薬として開発された漢方薬です。最初は武漢において新型コロナウイルスに対する効果を確認し、その後、ほかの地域でも新型コロナウイルスの治療に使われました。

九省二三病院で多施設無作為化対象臨床研究を、一四二例に対して一四日間にわたり行ったところ、発熱、倦怠感、咳嗽などの臨床症状の消失、臨床症状の持続期間の短縮、胸部ＣＴ画像とＰＣＲ陰性化率で判定した治癒率が、連花清瘟カプセルを使わずに治療した比較対照群一四二例のいずれよりも優位でした。特に重症化率は比較対照群より五〇％低いという結果でした。

金花清感顆粒

金花清感顆粒は、カゼによる喉の痛みや渇き、咳、頭痛に効く銀翹散《ぎんぎょうさん》と、古くから気管支炎や気管支喘息に用いられてきた麻杏甘石湯《まきょうかんせきとう》を組み合わせたもので、特に解熱作用が強い薬です。二〇〇九年の新型インフルエンザの治療薬として開発されました。

インフルエンザでもっともよく使われる漢方薬としても知られており、現在は市販薬にもなっているので、中国ではインフルエンザにかかったときに、薬局でこの薬を買って飲む人も多いようです。インフルエンザでの服用時の解熱時間は、二重盲検試験（薬や治療法などの性質を、医師からも患者からも不明にして行う試験）でタミフルと同等の効果があることが証明されています。

今回、金花清感顆粒を用いて一〇二例の新型コロナウイルスの軽症、中等症を治療した結果、非常に良好だったということです。

連花清瘟カプセルと金花清感顆粒は、濃厚接触者や擬似例などの医学観察期の対象者、軽症から中等症の患者に幅広く処方されました。発熱を伴う倦怠感に優れた効果を発揮し、切れ味のよい効き目で症状の悪化を防ぎ、回復を早めました。

清肺排毒湯

清肺排毒湯は、今回新たに新型コロナウイルスの治療薬として生まれた、中心的な処方です。

新型コロナウイルスの流行初期の治療現場では、決定的な薬がない中、さまざまな薬が試されましたが、その中で軽症から中等症患者の治療で、一番の効果を出したのが清肺排毒湯です。

中国政府は二〇二〇年二月七日、中医学と西洋医学による治療の共通処方として清肺排毒湯を推奨すると発表し、三月三日には「新型コロナウイルス肺炎診療ガイドライン　試行第7版」にも正式にも載せて広く公開しました。

清肺排毒湯は「寒湿疫」という凶悪でしつこい病毒を体外に排出するために作られた処方です。基本になっている処方は五種類の漢方薬（麻杏甘石湯、射干麻黄湯、五苓散、苓桂朮甘湯、小柴胡湯）で、かなり複雑な構成です。それぞれ別表のような効果を狙っており、二一種類もの生薬が使用されています。

「新型コロナウイルス肺炎診療ガイドライン　試行第7版」には、次のように服用

清肺排毒湯が基本にしている５つの漢方薬

漢方薬の名前	狙っている効果
麻杏甘石湯	肺にこもった熱を除く。
射干麻黄湯	痰を除去し、呼吸を助ける。
五苓散	よけいな水分を排出させる。
苓桂朮甘湯	水分代謝を整える。
小柴胡湯	病邪を取り除くと同時に抵抗力を高める。

法も詳しく指示されています。

「可能であれば、清肺排毒湯を服用後に茶碗半分のお粥を食べる。体の水分が不足して舌が乾くようなときは茶碗一杯のお粥を食べる。朝夕各一回で三日を1クールとして服用する。完治しない場合は、2クール目を服用する。症状が消えたら服用を中止する」

こうして中国全土に広く普及した清肺排毒湯は、その後、台湾や韓国でも使われるようになります。

宣肺敗毒方

麻杏甘石湯《まきょうかんせきとう》、麻杏薏甘湯《まきょうよくかんとう》、千金《せんきん》葦《い》茎湯《けいとう》、葶《てい》藶《れき》大棗瀉肺湯《たいそうしゃはいとう》などを合わせて調整した処方で、

清肺排毒湯の生薬構成と服用法

基本処方

麻黄 9g、炙甘草 6g、杏仁 9g、生石膏 15～30g（先煎）、桂枝 9g、沢瀉 9g、猪苓 9g、白朮 9g、茯苓 15g、柴胡 16g、黄芩 6g、姜半夏 9g、生姜 9g、紫菀 9g、冬花 9g、射干 9g、細辛 6g、山薬 12g、枳実 6g、陳皮 6g、藿香 9g

服用法

◎1日1剤を朝夕各1回（食後40分）に分けて温服
◎3剤を1クールとする
◎服用後にお粥を茶碗半杯飲む。舌が乾き、津液が不足している患者は茶碗1杯を飲む。（注：発熱のない患者は生石膏を減量し、発熱や高熱がある場合は増量してもよい）
◎症状の改善があり、完治していない患者は2クール目を服用する
◎患者に特殊状況や基礎疾患がある場合は、2クール目の処方内容を適宜調整し、症状が消失した場合は服用を中止する

＊国家衛生健康委弁公庁、国家中医薬管理局弁公室『中西医結合新型コロナウイルス肺炎治療における「清肺排毒湯」使用推奨についての通知』（国中医薬弁医政函［2020］22号）を参考に作成した。

咳や息苦しさ、疲労感、肺の熱感など、肺の状態を改善する力が強い薬を配合しています。武漢の江夏区大花山方艙医院では、この宣肺敗毒方を二八〇人の患者に使用し、重症化率ゼロという非常によい成績をあげました。

血必淨注射液

これは点滴に用いる注射製剤で、従来は敗血症に対する多施設無作為化対照臨床試験で、死亡率を七・七％に低下させたという優れた効果が確認されたほか、重症肺炎の死亡率を低下させる効果も認められています。中国では呼吸器科や救急病棟などに配置され、救急救命の治療にも使用されています。

新型コロナウイルスでは重症、危篤症に対する中西医結合治療に使われました。全身の炎症反応を抑え、サイトカインストームを防ぎ、多臓器不全を救うという目的で、ずいぶん活用されたということです。

人体に外傷や感染などの侵襲が加わると、人体を守るためにサイトカインというタンパク質が産生され、細胞の増殖、免疫細胞の活性化が生じますが、侵襲が大きな場合、サイトカインが過剰産生され、逆に人体を損傷してしまうことが知られています。それをサイトカインストームといい、いわば免疫力の暴走で最悪の場合、多臓器障害を起こし、死に至ることもあります。

漢方治療の成功例の紹介と漢方導入の提案

日本の漢方専門医たちも、中国の中医師たちから新型コロナウイルス感染症に効果のある漢方薬について情報を得ています。金沢大学附属病院漢方医学科臨床教授（当時）の小川恵子氏はそのうちの一人で、二〇二〇年三月一九日、その情報を「COVID-19感染症に対する漢方治療の考え方」としてまとめ、日本感染症学会のホームページに緊急特別寄稿しました。

この論文では、中国の新型コロナウイルス診療ガイドラインに掲載されている漢方薬の処方を、日本で用いられている医療用漢方製剤に置き換え、効果がある漢方薬を紹介しています。

ほかにも、日本東洋医学会では東北大学病院漢方内科の高山真准教授が中心になって、新型コロナウイルス感染症に対する漢方薬による予防および治療の研究に取り組んでいます。その研究は、コロナ患者への漢方薬投薬実態調査、その治療効果の比較試験、医療従事者への発病予防効果、罹患後の後遺症に対する効果と安全性に関する実態調査などです。

同じく東北大学病院漢方内科の有田龍太郎医師は、「中国におけるCOVID-19に対する清肺排毒湯の報告」を日本感染症学会のホームページに寄稿し、中国での清肺排毒湯の使用について報告しています。

また二〇二〇年四月一一日、中国工程院院士・天津中医薬大学学長の張伯礼教授を招いて、「COVID-19感染症の中医対策について」という日本中医薬研究会主催のオンライン講演会が開催されました。そこにゲストコメンテーターとして参加していた慶応義塾大学病院漢方医学センターの渡辺賢治客員教授が中心となり、張伯礼教授の講演内容を「緊急寄稿　新型コロナウイルス感染症（COVID-19）に対する漢方の役割」と題して、『日本医事新報』（日本医事新報社、二〇二〇年四月一八日発行）に発表しました。ここでは、中国の新型コロナウイルスに対する対応のほか、韓国と台湾の伝統医療のガイドラインなども報告しています。

加えて、「日本で漢方薬をCOVID-19に使うための課題と解決策」として、「煎じ処方を活用するための煎じパックの活用」「漢方専門外来における感染対策としての初診オンライン診療の導入」「予防に対する保険漢方薬処方の規制緩和」「食薬区分の〝専ら医薬品〟に該当しない生薬の活用」「中国・韓国・台湾における伝統医療の知見の共有と生薬の確保」など五項目を掲げ、日本で漢方薬を新型コロナウイルス感染症に使うための課題解決法を提案しています。

このように、武漢パンデミック解決の力となった漢方薬の効能と治療への導入について、日本の漢方の専門医たちが西洋医学の壁を越えて提案活動をしています。

このような情報提供があるにもかかわらず、いまだ日本で新型コロナウイルス感染症の治療現場で漢方薬が積極的に導入されるには至っていません。

感染者が増え続けている状況を改善に向かわせるためには、中国での成功例に学び、日本でも漢方薬の積極的な導入を真剣に考える時期にきているのではないかと思います。

熊本赤十字病院の漢方治療

しかし、日本で新型コロナウイルス感染症の治療に漢方薬がまったく使われていないわけではありません。

漢方薬を使って新型コロナウイルス感染症の治療に取り組んでいる一人に、熊本赤十字病院の総合内科の加島雅之医師がいます。もともと感染症が専門ですが、以前から西洋医学の治療に漢方薬を取り入れている医師です。私たち日本中医薬学会の理事でもあり、中医学の専門家です。

西洋医学での治療法が確立しない中、加島医師は漢方薬によって重症化を抑えた症例を日本感染症学会に報告しています。ここでは加島医師の許諾を得て、その一例を紹介しておきます。

症例：53歳女性、主訴は発熱および咳嗽

この女性は、全身性エリテマトーデスという基礎疾患があります。少量ですが副腎皮質ホルモンが投与されていること、呼吸が浅く、下痢、リンパ球の減少がみられ、炎症反応を示すＣＲＰ値も高いことなどから、比較的高リスクの患者です。

診察を受ける三日前から喉の痛みと咳があり、夜間に三七・六度の発熱がありました。その翌日、翌々日には強い悪寒で体が震え、三八・九度の高熱が続いたため、開業医を受診。胸部レントゲンで肺炎を疑われたため、熊本赤十字病院に緊急搬送されました。

熊本赤十字病院は新型コロナウイルス感染症の指定病院ではありませんが、この時点ではまだ感染しているかどうかわかっていなかったため、そのまま入院となりました。

入院後の検査で右の肺に肺炎が広がっていることが確認されたため、一般的に肺炎に使われる薬を投与。それに加えて一回目の漢方薬（小柴胡湯七・五グラム、茯苓飲合半夏厚朴湯七・五グラム、桔梗石膏六グラム）が投与されました。解熱傾向が

みられたものの症状が悪化したので、漢方薬の量を通常の二倍量にしたところ、翌日には咳が改善、さらに二日後には三六度台まで熱が下がりました。

肺の画像から、新型コロナウイルスの感染が疑われたためＰＣＲ検査を行うと、陽性と判明。三日目に新型コロナウイルス指定病院に移送されました。

移送先の病院では再び三九度台まで発熱し、抗インフルエンザ薬のアビガンと気管支喘息の治療薬である吸入ステロイドのシクレソニドが投与されます。しかし、急激に呼吸状態が悪化し、高熱が続いたため、熊本赤十字病院に再入院となりました。

新型コロナウイルス感染症の患者は本来、指定病院に入院しなければなりません。しかしそこで重症化してしまったため、救急医療に実績がある熊本赤十字病院に再入院と判断されたということです。

熊本赤十字病院再入院時には肺炎が広がっていて、咳がひどく、仰向けでは眠れないような状態でした。シクレソニドは吸うときにかえって咳き込みがひどくなってしまうため、使用を中断。再入院した日の夕方から処方を変えた漢方薬（柴陥湯一五グラム、参蘇飲一五グラム、五虎湯一五グラム）を投与すると、夜には咳が収まり、翌日（発症から七日目）には仰向けで寝られるようになります。

九日目には熱も三七度台前半にまで下がり、食欲も改善傾向。その後、発熱や炎症反応、血中酸素飽和度が一時的に悪化する場面もありましたが、漢方処方を適宜切り替えて投与。一四日目にはすべての数値が改善傾向となります。その後、漢方薬を微調整して投与すると、食欲不振や倦怠感などの症状も消失していきました。

この症例では、医療用漢方製剤（エキス剤）をメインとして、三種類ほどの漢方薬をブレンドして投与しました。はじめは通常量でしたが、その後は二日分の分量を一日で服用させるという大量投与に切り替えると、短時間で症状が改善していきました。

この症例での漢方薬処方のポイントの一つは、肺の炎症の概念に近い「肺熱」をとる漢方薬を投与したところです。そして、肺の症状がよくなってきたら、肺熱を取る力が比較的穏やかな薬に変更。再び熱が出たり、呼吸状態が悪くなったときに、それに対応したアプローチをしたところ、急速に改善し退院できたということです。漢方薬の分量の調整も含めると、退院までに七回の処方の変更、調整を行っています。

加島医師は、症例報告の中で、次のように考察しています。

「漢方薬によりＣＯＶＩＤ-19の重症化抑制の可能性が示唆される。こうした推移を踏まえると、軽症者に安易な漢方薬投与を行うことによって、症状が改善され、患者の行動制限がなくなりウイルスの拡散を招く危険性がある」

加島医師のこの指摘のように、漢方薬を新型コロナウイルスの収束に正しく役立てるためには、症状が改善してからも一定期間は人との接触を避けるなど、慎重な行動を取ることを忘れてはいけません。

効果的だった漢方薬の増量投与

熊本赤十字病院の症例で、二日分の量の漢方薬を一日分として投与したと述べました。保険診療では一日に投与する標準の用量が決められています。一般の外来診療ではこれを超える分量は認められませんが、入院患者では医師の裁量で必要な分量を用いることがあります。

中国では、通常日本で処方される三倍ぐらいの量を用いてます。

昔から日本は漢方薬の原材料である生薬のほとんどを中国から輸入していました。貴重な生薬を大事に使うため、なるべく小さくカットしたり、煎じる効率をよくしたりして、少ない量で最大の効果が出るようにさまざまな工夫をしてきた歴史があります。そのため日本での標準の分量は中国より少ないのです。

また、時代によっても処方の量は異なります。例えば、ドラッグストアでも販売されている葛根湯や麻黄湯は、二世紀中ごろから三世紀初頭の中国の医家、張仲景の著した『傷寒論《しょうかんろん》』や『金匱要略《きんきようりゃく》』に記載されている漢方薬ですが、当時は今の数倍以上の量が使われていたようです。

例えば、ツムラの医療用漢方製剤として使われる葛根湯は、葛根四グラム、大棗三グラム、麻黄三グラム、甘草二グラム、桂皮二グラム、芍薬二グラム、生姜二グラム。麻黄湯は、麻黄五グラム、杏仁五グラム、桂皮四グラム、甘草一・五グラムという配合です。

張仲景の時代は、重さを表すのに「両」という単位が使われていました。一両が何グラムに当たるのかは諸説ありますが、はかりではなく数で書かれている生薬もあります。葛根湯に大棗一二個、麻黄湯に杏仁七〇個と書かれています。大棗はナツメの実、杏仁はアンズの種を干して乾燥させたものです。生薬の比率は基本的に一定だと考えると、当時の一日分の分量は信じられないくらい大量だったと想像できます。

もともと傷寒の病は、命に関わるような凶悪な病気で大量の生薬で対応する必要がありましたが、現在はちょっとしたカゼや慢性疾患に使うケースがほとんどなので、ずっと少ない量を基本とするように変化したのです。病邪が凶悪であれば、それに対応した分量が必要なケースもあるのです。

いまこそ漢方薬併用に柔軟な対応を

いずれにしろ、いまだ感染者が増え続けている状況を改善に向かわせるためには、武漢におけるパンデミック収束に西洋医学とともに中医学による治療も大きく貢献していたこと、また熊本赤十字病院の症例においても西洋医学の治療とともに漢方薬の投与が新型コロナウイルス感染症の患者に功を奏したこと、これらの事例に注目し、日本においても漢方の積極的な導入を真剣に考えるべきではないかと、私は考えています。学会などで漢方薬の治験例が次々と報告されているのは心強いことです。

病院のベッド数には限りがあります。また、医療スタッフも有限で、いつまでも過酷な治療活動が続けられるとは思えません。患者の症状を快方に向かわせるのはいうまでもなく、病床不足や設備不足、医療スタッフが疲弊して、避けられない医療崩壊が起きてしまう前に、それを避ける有効な手段としても、新型コロナウイルス感染症対策として、西洋医学と中医学を融合したアプローチ、漢方薬の併用を真剣に考えるべきではないでしょうか。中和抗体カクテル療法の導入などとともに、漢方薬の活用についてもぜひ柔軟に対応していただきたいと願います。

中国では患者が医師に指示を出す？

～生活に根付いている中医学～

もともと漢方薬は、患者一人ひとりの症状や体質に合わせ、オーダーメイドで処方と調合を行い、一日分ずつ家で煮出して服用するものでした。しかし、今では中国の薬局でも、顆粒や錠剤の形になった既製品の漢方薬が置かれていて、医師の診察を受けずに購入できるようになっています。

西洋薬を使う人が多くなってはいるものの、中国の人たちは今でも漢方についてある程度の知識をもっています。

特にお年寄りは漢方に詳しい人が多く、自分の漢方的な体質を理解しているのは当たり前で、家族の体質も知っていて、「孫がこんな咳をしていたから、これを食べさせよう」「熱が出てきたからこの薬を飲ませよう」といった具合に、ちょっとした病気は自分で判断して治してしまうほど、中医学は生活に根付いています。

病院の診察室では「私は肝陽上亢《かんようじょうこう》（気がのぼりすぎる状態）でイライラするので薬をください」といった具合に、中医学の専門的用語を使いながら具体的な薬の名前を挙げて、処方を医師に求めたり、鍼灸の治療室では「このツボに鍼を打って欲しい」とリクエストするような患者さえいます。

日本でも時々「この漢方薬が○○によく効いた」といって、友人などに自分の使った薬をあげたり、逆に人からもらったりする人がいるようです。

しかし、これは問題です。漢方は症状だけでなく、体質の違いや病気の原因を理解して、使うことが大前提です。専門家のいる病院や漢方薬局で相談することをおすすめします。

第四章

感染症とパンデミックの歴史

疫病の世界史

昔から伝染病（疫病）は人類の脅威でした。突然はやり始めたかと思うと、原因がわからないうちに、ばたばた人が倒れ死んでいく。手の施しようがない恐ろしい病です。世界中で繰り返し伝染病や感染症が発生し、多くの命が失われ人口崩壊が起こった記録が残されています。

一三世紀には、らい病（ハンセン病）が蔓延した時期がありました。これは、熱帯の風土病が十字軍の遠征を通じて、ヨーロッパ中に拡散されたことが原因です。

一四世紀には中央アジアから入ったコマネズミが媒介となり、ヨーロッパにペストが大流行しました。「黒死病」と恐れられたペストでは、当時のヨーロッパの人口の三分の一が死亡したといわれます。

ペストは感染力、致死率ともに高く、老若男女を問わず感染し、命を奪っていきました。どんなに祈りを捧げても、神の加護は得られません。カソリック教会の権威は大いに失われ、盤石だった支配体制を根底からぐらつかせました。これが「再生」「復活」を意味するルネサンスや宗教改革に向けて、人々の意識が変わるきっかけになったともいわれています。

一五世紀の末には、コロンブスによる新大陸の発見がありました。これによって、新大陸の風土病であった梅毒が世界中に広がります。

逆に新大陸には、それまでヨーロッパで流行していた天然痘、麻疹などが入りました。新大陸の原住民であったインディオたちは、これらの感染症に対する免疫がまったくなかったため、ばたばたと死んでいきました。

インカ帝国やアステカ帝国の滅亡は、コルテスやピサロが率いる軍隊によって武力制圧されたためですが、その背後には、天然痘や麻疹の蔓延という大きなダメージがあったためだともいわれています。

何度も流行を繰り返していた天然痘ですが、一七〜一八世紀にヨーロッパで大流行しました。

一九世紀になると、インド・ベンガル地方の風土病だったコレラがヨーロッパに持ち込まれました。これはイギリスの植民地政策により交易が盛んになり、船の往来が多くなったことと深く関係しています。

当時のイギリスは産業革命による工業化が進み、工場周辺の生活環境は劣悪だったといいます。上下水道はもちろんのこと、トイレも満足に整備されておらず、糞尿が道に捨てられ、汚水はそのまま川に流され、それが生活用水として利用される。ロンドンもパリもイタリアのフィレンツェも、当時はとても清潔な街とはいえない状態でした。

街には悪臭が立ち込め、この悪い空気が伝染病の原因ではないかとも考えられていました。

こうしてヨーロッパに広がったコレラは、世界へと広がり、過去二〇〇年の間に七回のパンデミックを引き起こしました。

二〇世紀になっても、感染症は人類を脅かし続けます。一九一八年に流行し、俗に「スペインかぜ」と呼ばれたインフルエンザは、世界人口の三分の一が感染、死者五〇〇〇万人のパンデミックとなりました。これは一六〇〇〇万人ともいわれる第一次世界大戦の死者数を大きく上回る途方もない数です。

疫病の日本史

古代日本の疫病観

日本では、奈良時代の天平年間に天然痘とみられる疫病が猛威を振いました。天平九（七三七）年の大流行では宮中にも感染が広まり、権力の中枢にいた藤原四兄弟（武智麻呂、房前、宇合、麻呂）全員が相次いで死亡しました。当時の遣唐使や遣新羅使が持ち込んだのではないかと考えられています。

当時は疫病がはやったり、天災が起こったりすると、それを疫病神や鬼神の仕業としたり、政治的にぬれ衣を着せられて、罪をこうむった人たちの怨霊によるたたりだと考えました。そこで神頼みやお祓いで厄を逃れようとしたわけです。

天平年間は仏教が伝来してそれほどたっていなかったため、度重なる災害は新しく入ってきた仏教が原因だと考える人、国神の怒りと考える人などさまざまで、宮中の争いがありました。最終的には、仏教によって疫病や災害を鎮め、国を安定させたいという聖武天皇の命により、東大寺や各地に国分寺が建立されました。大仏建立の発願も聖武天皇の願いによるものでした。

奈良の東大寺で毎年二月に行われる行事に「修二会《しゅにえ》」があります。一般的には「お水取り」の名前で知られ、春の訪れを知らせる行事として有名ですが、これも疫病退散や厄除の願いから始まった仏教行事です。

人口の三割を失った天平の天然痘の流行から一五年。天平勝宝四（七五二）年に始まった修二会は、現在まで一度も途切れることなく続いています。二〇二一年コロナ禍で続行が危ぶまれた一二七〇回目の修二会も、多くの苦難を乗り越えて無事に行われました。

怨霊のたたりを鎮めるための御霊会《ごりようえ》も、平安時代にはよく行われました。

平安初期の貞観時代（八五九〜八七七）の日本は、災害や疫病に立て続けに見舞われました。貞観六年の富士山の大噴火、同九年の阿蘇山噴火、同一〇年の播磨・

山城地震、そして東日本大震災級の大地震だったといわれる同一一年の貞観地震と津波……、と次々に災害が発生しました。

社会が混乱すると、疫病も流行します。そのときに疫病の退散を祈願するために京都で行われた御霊会が、祇園祭の始まりといわれています。ちなみに祇園祭名物の粽《ちまき》は食べるものではなく、疫病除け、災難除けとして、一年間玄関の軒下などに飾るお守りの意味合いを持っています。

江戸時代の梅毒

新大陸からヨーロッパに広がった梅毒は、早くも江戸時代以前に日本にやってきます。これは竹田秀慶の『月海録』の永正九（一五一二）年の記述に残っているので明らかです。もっとも「梅毒」という名前ではなく、唐《から》の皮膚病という意味の「唐瘡《とうそう》」、琉球からきた皮膚病の「琉球瘡《りゅうきゅうそう》」という病名がみられ、それが梅毒を指していると考えられます。

江戸時代には交通の発達によって、港町や宿場町の遊女を介して、梅毒が全国に蔓延していきます。鎖国をしているので、新しい伝染病はあまり入ってこなかったのですが、船での国内交易が盛んだったので、鎖国前に入ってきた梅毒は瞬く間に全国に広まりました。

江戸の中期から後期に活躍した蘭方の医学者杉田玄白は、医学の心得や治療の事例などを記した『形影夜話《けいえいやわ》』という書物の中で、医師としての自らの生活を述懐して、「梅毒ほど世に多く、しかも難治で人が苦悩するものはない。私が毎年診療する一〇〇〇人あまりのうち七〇〇〜八〇〇人は梅毒患者だ。四〇〜五〇年そのように診療して、都合数万人を治療したことになる」と綴っているほどです。

名医といわれる人たちのところには、梅毒患者がずいぶん集まりました。この時代には日本の漢方医学の中に「古方派」といわれる人たちが出て、革新が行われますが、そのきっかけになったのも、梅毒にどう対処するかという問題でした。

古方派の中でもっとも影響力を持っていた吉益東洞は「万病一毒説」という学説を立てますが、「一毒説」の毒は梅毒を指しているともいえます。

それほど江戸時代には梅毒が猛威を振いました。その拡散のメカニズムは、まず吉原のような各地の遊郭から次々と客に広がり、感染した夫が家庭でうつすという具合です。梅毒は花柳病とも呼ばれますが、芸妓や遊女の世界だけでなく、このように全国津々浦々に蔓延しました。

江戸時代の麻疹

感染症である麻疹《ましん》（はしか）は江戸時代にも流行を繰り返しましたが、古代においても何度も流行を繰り返しました。歴代の天皇や宮中にも感染者や死亡者の記録が多く見られます。

麻疹は感染力が非常に強い病気です。簡単に空気感染してしまうので、いま猛威を振るっている新型コロナウイルスより感染力が強いといってもよいでしょう。

江戸時代の建築物は、現在と比べればずっと風通しがよかったと思いますが、一人麻疹にかかっている人がいると、同じ空間にいる人すべてが感染してしまうくらいに強力です。そうすると、感染しても発症しなかった人、感染しても軽症で治ってしまった人たちによって、集団免疫が成立します。当時、ワクチンはいうまでもなく、有効な薬もなかったので、集団免疫によってパンデミックは収束していくわけです。

しかし、流行から数十年たつと、麻疹を経験していない世代がだんだん増えてきます。すると集団免疫は失効して、また流行するということで、数十年ごとに流行が繰り返されました。

麻疹に感染すると、脳炎や肺炎を併発する場合があります。

江戸時代の幼児の死亡率は非常に高く、江戸時代の平均余命は四〇～五〇歳ぐらいですが、七〇歳、八〇歳まで長生きする人もけっこういました。中には九〇歳まで長生きする人もいて、奉行所からお祝いが下賜されたといった記録も残っています。

長生きをする人が少なくないにもかかわらず、江戸時代の平均余命が非常に短いのは、乳児や幼児の死亡率が高く、それが平均余命を引き下げていたと考えられます。

子どもの死亡率が高かったのは、栄養失調が一つの原因として挙げられますが、麻疹のような疫病が流行すると、まず幼い子どもたちがその犠牲になったことも大きな理由です。

江戸時代の麻疹は「命定め」の病として恐れられていました。子どもが三歳、五歳、七歳になると「七五三」のお宮参りをします。これは、子どもが無事に育った節目の年に、感謝とこれからの成長を願う年中行事だったわけです。

幕末の文久二（一八六二）年にも麻疹が大流行して多くの人が命を落としました。長崎から関西、江戸と商人を中心に広がり、江戸の町でアウトブレイクを引き起こした結果、二〇万人以上が死亡したといわれています。

この頃の江戸の人口は推計一一〇万人といわれているので、五人に一人が麻疹で死亡したと考えられます。

二〇二一年九月二六日時点の東京都の新型コロナウイルス感染症による死亡者数は二八七二人、幕末の江戸で麻疹による死亡者二〇万人がいかに衝撃的な数字かがおわかりいただけると思います。

江戸時代のインフルエンザ

江戸時代に何度も流行を繰り返したのが、「流感」といわれる流行性感冒です。感染力や死亡率から考えてインフルエンザに近いウイルス性疾患だと思われます。

江戸では、感冒がはやったその年に人々の話題をさらった人物の名前を冠して、「お七風」「お駒風」というように呼びました。一七一六年、八代将軍吉宗の時代に流行した感冒では、江戸だけで八万人の死者が出たという記録もあります。

江戸時代の漢方医は、これを「時気感冒」とか「天行感冒」などと呼んでいます。昔の人は感染症がなぜ発生するかについては、風や寒さ、暑さといった「風・寒・暑・湿・燥・火」という気候条件が、人間に対して暴力的に働くと感染症が発生すると考えました。

冬は寒いのが当たり前ですが、それが急にインディアンサマーのように暑くなったりすることがあります。そういう気候の変調に人間が耐えられないと、それが邪気となって病気を起こすと考えたわけです。それで「時気感冒」と名づけたわけです。

「天行感冒」は、天に異常な気が充満して、それがインフルエンザのような流行をもたらすという考え方です。

開国以降の感染症

幕末になると、日本を開国させるために、ペリーがアメリカ大統領の親書を携えて浦賀に来航しました。鎖国時代は外国との交易は長崎の出島などに限られていたので、人を介して伝播する伝染病はあまり入ってきませんでした。

この点、当時の中国はまったく事情が異なりました。中国では南方の人口が増えて、東南アジア方面との交易が盛んになります。すると、南方から次々と新しい伝染病が入るようになり、それまでの方法では対処できないために、「温病学」という新しい感染症治療学が発達しました。

日本は島国ですから、外国からの人の出入りを限定すれば、伝染病の上陸を食い止めやすいという利点がありました。いわば、常に国をロックダウンして、厳しい検疫をしていたようなものです。

ところが、ペリーが来航し、横浜、長崎、新潟など、いくつかの港を開港することになりました。そして開港した途端に、天然痘をはじめ、中国大陸経由で強烈な感染症がいくつも押し寄せてきました。そのうちの一つがコレラです。

正確にいうと、一九世紀に世界に蔓延したコレラは、開国前の一八二二年に長崎経由で日本に入っています。長崎に入ったコレラは西日本で少し流行しましたが、幸いに江戸にまでは広がりませんでした。

全国的にコレラが流行したのは、開国後の一八六二年。この時は江戸や横浜で流行し、その様子は横浜居留の宣教師ヘボンによる報告が現存し、多数の死者が出たと記されています。

江戸時代の日本は、コレラが猛威を振るった一九世紀のヨーロッパに比べると、多少は衛生的だったようです。糞尿は畑の肥やしにするため、回収システムが整っていました。しかし、桶を積んだ車を馬に引かせたり、人が天秤棒で運んだりしていたのですから、まさに多少は衛生的だったという程度でしょう。

一方、ヨーロッパではコレラの痛手を受けたことで、「衛生」という概念が定着しつつありました。そこで、開国後に日本にやってきた宣教師や貿易商たちは、日本人に手洗いや掃除など、清潔を保つことが医療にとって重要だということを教えたのです。こういうこともあり西洋医学のほうが、日本のそれまでの医学（漢方医学）よりも進んでいるという見方が広まっていきました。

幕末には、天然痘に対する種痘が行われるようになりました。一八五八年、幕府は江戸の於玉ヶ池《おたまがいけ》（現在の東京都千代田区岩本町）に種痘場を開設します。同時に、西洋医学（蘭方）を取り入れてもよいという「御触れ」を出します。これによって西洋医学が正式に解禁となり、西洋医学の公衆衛生学にもとづく感染症対策が施されるようになりました。

その後、明治期には結核が広がります。ペニシリンが普及するまで、結核は日本の「国民病」といわれました。

また、らい病（ハンセン病）の患者は、瀬戸内海の島に隔離されるなど、いわれのない差別を受け、さまざまな悲劇を生みました。

二〇世紀の細菌学の進歩

二〇世紀になると、医学の進歩には目覚ましいものがありましたが、なかでも伝染病対策が飛躍的に進みました。それは顕微鏡など研究機材が進歩し、細菌やウイルスの正体がわかるようになったからです。

二〇世紀の医学上の偉人というと、志賀潔、北里柴三郎、野口英世といった細菌学の進歩に貢献した人物たちが思い浮かびます。彼らの取り組みによって、さまざまな病原菌が発見され、それに対応する抗生物質などの治療薬が開発されました。

従来、一般庶民にとって、肉眼では見ることのできない病原体は理解しにくいものなので、加持祈禱をするなど、神や仏に疫病退散を祈るしかなかったわけです。それが、二〇世紀に入るとようやく疫病の正体が見え始め、細菌性疾患がしだいに克服されるようになったのです。

結核や梅毒なども、難治の病気であるとはいえ、治療法がある程度確立されていきました。結核は、数種類の薬を併用してコントロールするようになり、国民病の影が薄くなっていきました。

二〇世紀における医学界での画期的な出来事は、何といっても古来より繰り返し人類を苦しめてきた天然痘を撲滅させたことです。

一九五八年、WHOの総会で世界天然痘根絶計画が可決され、世界の各地域で駆逐が始まりました。そして、一九七七年のアフリカ・ソマリアで発症した患者を最後に、天然痘は消え去り、一九八〇年にはWHOが天然痘の撲滅を宣言しました。天然痘は、現在までに人類が根絶した唯一の感染症です。

現代の新たな脅威

二〇世紀の後半、人類を新たな脅威が襲います。一九七六年にアフリカのコンゴ共和国におけるエボラ出血熱のアウトブレイクです。

エボラ出血熱は現在も確立した治療法がないウイルス性疾患で、平均死亡率は五〇%、治療が遅れると死亡率が八〇~九〇%にも及ぶという凶悪な感染症です。アメリカ疾病予防センター(CDC)はすぐに新種のワクチンを開発したと発表するとともに、欧米諸国は疫学やウイルス研究の専門家を集めて対策チームを作り、エボラ出血熱が血液、尿、唾液、精液などの体液から感染することをつきとめました。

しかし二〇一四年、西アフリカ諸国でパンデミックが発生。イタリア、イギリス、アメリカなどへ広がり、世界を恐怖に陥れました。

私は東京でのオリンピック開催が決まったとき、世界中から人が集まってくると、エボラ出血熱が日本に持ち込まれるのではないかと危惧を抱いたことを覚えています。

二〇世紀末なると、ヒト免疫不全ウイルス(HIV)感染症(エイズ)がじわじわと世界に広がっていきました。これは、性行為などの明確な接触、注射器の使い回しなどによる感染ということで、予防意識が高まりました。

濃厚な接触による特殊な感染経路によるもので、感染者を長年苦しめるため、たいへん恐れられます。エイズの広がりは人の倫理観や性行動にも大きな影響を及ぼしました。現在ではある程度治療法が確立され、話題になることも少なくなりましたが、いまでも世界中に静かに蔓延しています。国連合同エイズ計画（ＵＮＡＩＤＳ）の発表によると、二〇一八年の世界のＨＩＶ陽性者数は三七九〇万人と推計されています。

二〇〇三年には、中国の南方部からＳＡＲＳが爆発的に広がりました。ＳＡＲＳについては第二章で詳しく述べましたが、これもコロナウイルスの仲間を原因とする感染症です。

瞬く間に世界に広がったＳＡＲＳですが、幸いなことに日本にはほとんど入ってきませんでした。この頃は、中国から日本に入国する人はビジネスマンか留学生に限られていて、個人の旅行者はまだ少なかったことが幸いしました。

二〇一九年の中国からの訪日客は九五九万人にのぼります。これがＳＡＲＳと今回の新型コロナウイルスとの大きな違いとなったことは想像に難くありません。

突然始まり急速に収束したＳＡＲＳでしたが、中国はこのときの経験を今回の新型コロナウイルスの治療に大いに役立てています。特に中医学ではＳＡＲＳのときの漢方薬治療を振り返り、どんな薬がどんな症状に効くのか、どんな面で西洋医学と共同すればいいのかなど、さまざまな検討を重ねました。その結果が、武漢のアウトブレイク収束に大きく役立ったわけです。


近年では、インフルエンザウイルスが繰り返し変異して、ときどき非常に病原性の強いウイルス株が生まれています。

二〇〇四年に高病原性鳥インフルエンザが発生しました。病原性が非常に高く、養鶏場のニワトリがばたばたと死んでいきました。発生が確認されると、その養鶏場近辺のすべてのニワトリは埋却あるいは焼却で殺処分されます。人間に感染することはまれですが、感染後の死亡率は高く、ＷＨＯによると二〇一六年までに全世界で八五六人が発症、うち四五二人が死亡しています。日本人の発症例は報告されていません。

二〇〇九年には豚インフルエンザに由来する新型インフルエンザが世界でパンデミックを起こしました。

当初は強毒型ではないかと恐れられ、大阪府では中学校、高校が一斉に休校し、地域経済にも大きな打撃を与えました。

結果としては、通常の季節性インフルエンザと同レベルの脅威であると判断され収束しましたが、いつどんな感染症が発生してもおかしくないということが再認識された事例だったと思います。

こうした新興感染症といわれる感染症以外に、結核、梅毒、マラリア、デング熱など、一時はかなり減少したので、近い将来に克服できると思われていた感染症の再燃があります。これらはいまだ克服されているわけでなく、流行したり、感染者が増大しているものがあります。それらは「再興感染症」と呼ばれています。

二〇一四年には東京の代々木公園を中心に、蚊が媒介するデング熱感染が国内で発生しました。

もともとデング熱はネッタイシマカやアカスジシマカが生息する熱帯地域や亜熱帯地域で発生する感染症で、世界では年間約一億人の感染者が発生しています。

さまざまな伝染病を媒介する蚊は、もっとも多く人を殺す生物といわれます。近年の気候の変動、地球の温暖化によって、これまで生息していなかった生物や菌が日本に入り込むようになっています。

急激な気候変動は病邪となって体に入り込み、免疫力を損ないます。交通が便利になり、世界の距離が縮まったことは、パンデミックが起こりやすい社会条件の一つになりました。こうしたことを考えれば、新型コロナウイルスのパンデミックは「想定されたパンデミック」だったともいえるでしょう。いつどんな感染症が突然に現れても決して不思議ではない。不思議ではなく必然ともいえるのが、われわれが生きる世界なのです。

第五章

中医学の歴史は、感染症との闘いの歴史

ここまで新型コロナウイルス感染症において、中医学あるいは漢方薬がどのように活用され効果を上げてきたか、武漢や日本の例を挙げて紹介するとともに、感染症の歴史についても述べてきました。

読者の中には、人類がウイルスの存在など知る由もなかった時代に始まった中医学や漢方薬が、なぜ今、新型コロナウイルスという感染症に効果があるのか、不思議に思う人がいるかもしれません。

そこで本章では、中医学の歴史をさかのぼって、そもそも中医学や漢方とはどのような医学なのか、その本質を紹介していきたいと思います。

戦乱と疫病で繰り返される人口崩壊

誤解を恐れずにいえば、「中医学の歴史は、中国における疫病（感染症）との闘いの歴史である」といっていいでしょう。

中国は歴史上、何度も人口の激減を経験してきました。中華文明の発祥地である黄河中下流域にある平原に生活していた人々が総入れ替えになるような人口激減が何回も起きています。

人口崩壊を起こす原因はいくつかあります。一つは戦乱です。例えば、唐の時代、国の勢いは盛んでしたが、途中から乱れ、七五五～七六三年にかけて安禄山の乱（安史の乱）という大きな反乱が起きました。この反乱によって五三〇〇万人の人口が、一気に二九〇〇万人に激減しました。

国が栄えると人口が増え、国が乱れると戦になり、多くの人が死んだり逃げたりする。また、大きな戦乱があると、農産物の生産量が低下して、食料が不足し、多くの餓死者が出たと想像できます。このようにして人口の大増減を繰り返してきました。

人口崩壊のもう一つの原因は疫病の流行です。異常な寒さや暑さ、干ばつや洪水、イナゴの害といった自然災害は飢饉を招きます。戦乱、飢饉、自然災害はいずれも疫病流行を招き、人々を苦しめてきました。

いま世界が新型コロナウイルスを封じ込めようとワクチンや新薬の開発に取り組

んでいるように、中国の歴史においても疫病がはやると、いろいろな治療や薬が試されてきました。そして再び疫病が流行すると、前の疫病のときに効果的だった治療法や薬を基本にしつつ、そこに新たな工夫を加えていく。こうしたことの繰り返しによって中医学も漢方薬も進歩してきました。

『傷寒論』の成立と葛根湯

中国では人口を激減させるような疫病が起きるたびに、疫病に打ち克つ治療法や漢方薬が開発されてきました。その成果をまとめた医学書の古典が、後漢末期から三国時代に張仲景によって編纂されたといわれる『傷寒論《しょうかんろん》』で、『神農本草経《しんのうほんぞうきょう》』『黄《こう》帝内経《ていだいけい》』とともに中国の医学における三大古典の一つに数えられています。

『傷寒論』を編纂した張仲景（一五〇～二一九）は、中国河南省南陽県の出身。医師であり、官僚として長沙の太守を務めたともいわれます。

『傷寒論』の序文にはこのような記述があります。

「私の一族は二〇〇人もいた。ところが一九六年の建安紀年以来、一〇年も経たないうちに三分の二が死んでしまった。そのうちの一〇分の七が傷寒によるものだ」

三世期初頭は、中国全土で傷寒が荒れ狂い、パンデミックとなったと考えられます。一族を救えなかった張仲景は、傷寒に打ち克つことができる治療法を求め、数多くの古典や医学書をひもとき、『傷寒論』を編纂したといわれています。

「傷寒」とは高熱を伴う疾患のことで、現代医学でいうインフルエンザや腸チフス、マラリアなどを含み、感染症、伝染病全般を指します。これは広義の理解で、狭義の意味では当時流行した風寒の邪を感受するインフルエンザのような伝染力の強い感染症を意味しています。

『傷寒論』は当時流行した傷寒という感染症の治療マニュアルで、特筆すべきは、病気の進行に沿って診断方法と薬物療法を結びつけ、特に煎じ薬を主体に薬物療法を組み立てた点です。

『傷寒論』では病邪（病気の原因）を薬によって排除する方法を記載しているだけでなく、人が本来持っている免疫力や抵抗力を守り、回復させる攻守のバランスを重視し、その具体的な法則や処方についても記載しています。

現在に伝わる『傷寒論』には一一二の薬の調合（方剤）と、七二の薬の材料（薬物）に関する記載があり、どんな症候が現れたら、どのように対処し、どの薬を用いるべきかが実践的に記されています。その処方は現在も継承され、実用されています。

日本では『傷寒論』という書名を知っている人は少ないかもしれませんが、中国ではよく知られている古典であり、日本でも漢方に携わる人にとってはもっとも重要な必読の古典です。

日本の漢方の世界でも『傷寒論』が大変尊重されていて、漢方のバイブル的な存在です。

カゼ薬として有名な葛根湯や小柴胡湯、むくみや頭痛、二日酔いにも効く五苓散、さまざまな胃腸疾患によく使われる半夏瀉心湯《はんげしゃしんとう》など、日本人にもなじみの深い漢方薬は、すでに『傷寒論』に記載されていて、使い継がれています。

三世紀の初めにまとめられた『傷寒論』に記載されている薬が、二一世紀の今日も活用されて続けているということは、ほかに例をみないことであり、当時の医療水準の高さが想像できます。

すぐれた臨床マニュアルとしての『傷寒論』

一〇巻からなる『傷寒論』の第一巻、第二巻は、病理・診断の総論な部分に相当し、特に感染症の脈診について詳しく解説されています。

脈診は両手首の脈（橈骨《とうこつ》動脈の拍動）に触れ、その速さや強さ、硬さや滑らかさなどの微細な違いを指先で読み取る方法です。これによって、病邪の性質や勢い、体のどこが弱っているのか、抵抗力はどのくらいあるのかなど、さまざまな体の状態を測ります。中医学では、脈による診断（脈診）を重視しますが、感染症のような症状の早い変化に対応するには、脈診が特に重要になります。

第三巻から第七巻は本論で、傷寒という感染症を病気の進行度合いによって六つのステージに分けて、病気の進行を詳細に記述し、それぞれの段階における救急処方を指示しています。

『傷寒論』によれば、病気を引き起こす邪気は、発病初期には体のごく浅い部分にあり、だんだん奥に入り込むといいます。

病邪が体のごく浅い部分にある発病初期には、発汗によって病邪を散らし、追い出すことができますが、もう少し中に入ってしまうと、嘔吐や下痢をさせて口から、あるいは大便とともに病邪を排出する方法が必要となります。さらに奥に入り込んでしまうと、病邪を追い出しにくくなり、このころには体力も低下して、治癒が難しくなります。

胃腸を調えたり、体を温めて循環ショックを救うなどの体力を補う救命治療が必要になります。その場合の適応処方も指示しています。

このように、感染症では病態の変化が早いため、病気のステージを正確に見極め、それに適した薬を処方することが、治療の重要ポイントになります。

『傷寒論』は、こういった症状に対してはこう対処する、症状が悪化して万が一こういう病態になってしまった場合の処方はこれといった具合に、非常に細かく具体的に書いてあるきわめて実践的な医学書で、救急マニュアルとしても大変優秀です。

診断は「一人ひとり」が基本

『傷寒論』に記されている身体の観察や診断方法は、単に感染症への対処ばかりではなく、じつは多くの疾患や慢性病などにも応用することができます。つまり『傷寒論』は、単なる感染症対策のマニュアルとしてだけはなく、総合的な漢方の診断治療のバイブル的な古典ということができます。

日本で葛根湯や小柴胡湯、五苓散、半夏瀉心湯など、『傷寒論』に収録されている処方が多く普及しているのは、このような理由によるともいえます。

ただし、『傷寒論』の背景には、陰陽五行論からはじまる中医学の基礎、そして精密に組まれた理論があることを忘れてはいけません。臨床においては、一人ひとりの患者に対するきめ細やかな診断が必須であり、単なるマニュアルとして使用してしまうと、思わぬ結果を招くことになりかねません。

かつて日本で、慢性肝炎の治療に小柴胡湯が多く使われたことがありました。結果は、間質性肺炎などを引き起こしてしまいました。これは、一部で漢方薬の副作用といわれましたが、実際は小柴胡湯の「誤用」による事故でした。最低限の基本的な学識を身につけずに、病名に当てはめて漢方薬を運用すると、事故を招くことになりかねません。

日本の医科大学や医学部でも東洋医学が必修科目となりましたが、その時間はわずか八コマであり、十分な知識を得るには程遠い状況だといわざるを得ません。

宋代以降の中医学と感染症

印刷技術と医学書

唐代に生まれた印刷技術は、宋代になると大きく進歩します。昔は本を入手するのは、原本を書写するのが普通でした。人が一字一字書き写すので間違いも多く、また一度に何冊も書き写すことはできません。したがって、世の中に出回る冊数は少なく、散逸も珍しくありませんでした。

『傷寒論』も印刷技術のない時代の書物なので、もともとがどのような形であったか正確なところはわかりません。しかし、王叔和《おうしゅくか》の『脈経《みゃくきょう》』など、後の時代の医学書によって引用された内容は多く残されていて、印刷技術が進歩した宋代に校訂されたものが引き継がれました。

印刷にはまだ大変な財力が必要ではあったものの、宋では国のバックアップにより、多くの医学書が印刷、刊行されました。この事業がなければ、中医学を支える『傷寒論』『黄帝内経』『神農本草』といった古典の医学書を、現代の私たちが目にすることはできず、ここまで中医学が発展することはなかったかもしれません。

李東垣『内外傷弁惑論』

金から元の時代は、中国医学史の中で、革新が起こった時代といわれます。医学は戦乱や新しい感染症の流行によって進歩します。戦乱中の籠城という特殊な環境の中で「傷寒」とは異なるタイプの疫病が流行したことによって、漢方はさらなる発展を遂げることとなりました。

金はもともと中国東北地区を拠点にしていた満州族、モンゴル高原から始まり広大な領土を支配した元は蒙古族です。この北方異民族による戦乱期には熱病が繰り返し流行しました。

金は北宋を滅ぼし、宋の首都であった開封に遷都しました。一二一三年、金の領土を攻めていた蒙古軍は、開封を包囲します。長い籠城戦となった城内では疫病が流行。一〇〇万人という凄まじい数の死者が出ました。

その一九年後の一二三二年、またしても金の首都開封は、蒙古軍に包囲されます。このときの籠城はおよそ五〇日間。またしても疫病が流行し、死者は九〇万人に及びました。

このときに活躍したのが李東垣《りとうえん》です。彼は、新型コロナウイルスの診療ガイドラインでも推奨されている補中益気湯など、現在も使われている多くの処方を残した人です。

李東垣は、神医といわれるほどの腕前の持ち主でしたが、医師を職業とはせず、河北省の済源で官吏の職についていました。一二〇二年、済源で疫病が発生したとき、李東垣は普済消毒飲という特効薬を作って人々を救ったという話が残っています。現代でも扁桃炎や耳下腺炎などによく使われる処方です。

李東垣はその後、首都開封に移り住みます。そして一二三二年の疫病の治療に参加しました。籠城戦では、長引く戦による緊張や疲れに加え、どんどん食糧がなくなっていきます。よれよれに弱った人々を襲った疫病は、あっという間に九〇万人の命を奪いました。

『傷寒論』の治療は、汗をかかせたり、吐かせたり、下したりすることで、体内に入った病邪を追い出すというやり方です。しかし、すでに弱りきっている患者に汗をかかせたり吐かせたりすると、余計に体力を奪って、最後は死んでしまうではないか。そう考えた李東垣は、疫病に打ち勝つ抵抗力は脾胃（胃腸）にあり、脾胃を整えて気を補えば、熱病に打ち勝つことができるという「脾胃論」を打ち出しました。そこで作られたのが、胃腸の働きを助け、抵抗力や回復力を高める補中益気湯でした。

この経験をもとに、李東垣は『内外傷弁惑論《ないがいしょうべんわくろん》』を書き上げます。書名にある「内外傷」の「内傷」とは、体の抵抗力が落ちたり、五臓六腑のバランスが悪かったり、働きが弱ったりして起こる病気を意味し、「外傷」は、外から病原体が入り込むことによって起こる病気を意味しています。

李東垣が『内外傷弁惑論』で説いているのは、「内傷」と「外傷」を鑑別して適切な治療をするにはどうしたらいいか、という点です。

ほかにも当時の医学に革新的な考えをもたらした人が、朱震亨《しゅしんこう》、劉完素《りゅうかんそ》、張子和《ちょうしか》らで、李東垣を加えた四人で「金元四大家」と呼ばれます。

このうちの劉完素は、熱病の治療は傷寒のやり方だとかえって病原体の勢いを増してしまうので、熱病には体を冷やす治療を行うべきだと強調した人物です。そのため劉完素は「寒涼派」といわれました。李東垣や劉完素たちの考えは室町時代に日本にも伝わり、江戸時代には「後世派」といわれる一派を形成しました。

ウイルスの存在を見抜いていた呉又可『温疫論』

明代（一三六八～一六四四）の呉又可《ごゆうか》は『温疫論《うんえきろん》』の中で、疫病の原因は癘気《れいき》という特殊な雑気であると説きました。癘気の特徴的な性質は以下のようなものです。

・口や鼻から侵入する
・人から人へと病気をうつす伝染性がある
・さまざまな種類があり、それによって特徴のある症候を起こす
・同じ癘気にやられれば、同じ病症になる

まるで細菌やウイルスの説明のようです。コッホが結核菌を発見したのは一八八二年、コレラ菌を発見したのは一八八三年。『温疫論』が出版されたのは一六四二

年です。呉又可は、コッホよりも二四〇年も前に、病原体というものの存在の可能性を見抜いていたということです。

呉又可は、明代から清代の中国文化の中心地であった江南の蘇州近郊の人です。この時代もまた、明と清が戦う戦乱の時代でした。明史によると、明代には二百数十年の間に三九回の疫病の大流行があったという記録が残っています。

彼は『温疫論』を出版した動機を、その序文で「一六四一年に山東、浙江、江蘇、河北一帯に疫病が大流行した。従来の『傷寒論』の治療法が無効だったため、温疫論をまとめることとした」と述べています。

これまで感染症は、「風・寒・暑・湿・燥・火」といった気候条件の変化が人体に作用して引き起こされるものだと考えられていました。それに対して呉又可は、天地間には異常な病原性の気が存在し、それが疫病の原因であると考えて「癘気《れいき》」と名付けました。

癘気による病には潜伏期間があります。それは口や鼻から侵入した病原性の異常な気（癘気）は、体の膜原《まくげん》という部位に潜伏するためだと呉又可は考えました。膜原というのは、中医学独特の概念で、呉又可は横隔膜やその下の大網といった内臓を包む膜組織を想定したと思います。病原体の増殖組織を想定していたわけです。癘気はまずそういう場所に潜伏して、その後体のあちこちに広がり、固有の部位に病変を起こすというのが『温疫論』の考え方です。

治療は、膜原に潜んでいる癘気を早い段階で駆除することがポイントです。そこで、膜原に届いて効果を発揮する達原飲《たつげんいん》や三消飲《さんしょういん》など、三〇あまりの漢方処方が作成されました。

先年、オンラインで新型コロナウイルスの治療について講義された方邦江教授は、次のように指摘しました。

「温疫は感染すると潜伏期があり、膜原という場所に潜み、しばらく時間をおいてから発症する。新型コロナウイルスの発症の仕方はこれとそっくりだ。だから新型コロナウイルスには、膜元に届く達原飲が有効だろう」

新型コロナウイルスの治療では公式のガイドラインが制定され、新型コロナウイルスの解釈や処方が明示されています。公式には認められていませんが、新型コロナウイルス感染症の患者に達原飲や三消飲を駆使して対応された医師もいて、治療効果も良好だったということです。

熱病の頻発と温病学の体系化

清代は、中国南方の人口が多くなった時代です。当時、経済の中心であった江南の地は、気候が温暖湿潤で、人口が集密して、人の往来も盛んだったために、頻繁に熱病が流行しました。

当時の中医学での病名がいろいろ記録されていますが、現在でいえば、腸チフスやコレラ、赤痢、マラリア、天然痘、麻疹、猩紅熱《しょうこうねつ》、ペスト、ジフテリアあたりの感染症だったと考えられます。中国南方では、喉専門の名医を多く輩出しましたが、これはジフテリアの治療に携わる経験が多かったからではないかと思います。

これらの南方の伝染病によって、清代には「温病学説《おんびょう》」が生まれました。これは、江蘇省蘇州を中心として活動した葉天士《ようてんし》、薛雪《せつせつ》、呉鞠通《ごきくつう》らによって体系づけられた学説です。

こうして中医学の中にさまざまな流派が現れ、新しい感染症に対抗していきました。清代に体系化された温病学説は感染症の新たな治療法であり、その処方はSARSの治療にも使われることになります。

『傷寒論』の傷寒病と温病学の温熱病はどこが違うか

中医学では新しい感染症が発生すると、まず『傷寒論』を基本として比較検討します。「傷寒の病」と新しい病気は何が違うのか、症状はどうか、これまでの処方は有効かといったことを検討し、新たな対処法を考え、薬を考案します。ここで『傷寒論』の扱う傷寒病と、清代に体系化した温病学の温熱病の比較をしてみましょう。

『傷寒論』で扱っている傷寒病は、「寒さに傷つけられる」と書くように、「寒邪」という病原体によって発生する病気を表しています。風が冷えを運ぶように、寒邪は風邪《ふうじゃ》と結びつき「風寒の邪」となって、隙間風のように体内に侵入します。

風寒の邪による感染症は、体表から入り込み、背骨の両脇を走る経絡に沿って体内へ入り込みます。そのため、ごく初期の症状として背中のぞくぞく感が現れます。このときに手首の脈に触れてみると、触れただけでトクトクとした脈が感じられます。健康なときの脈に比べて、脈が表面に浮き出ているということで、これを浮脈《ふみゃく》といいます。これは誰でも比較的感じ取りやすい脈なので、興味がある方はカゼのひきはじめに確認してみてください。脈が体の調子を表しているということが実感できると思います。

傷寒のカゼは、布団をかぶってがたがた震えるような強い悪寒が特徴です。三八度、三九度の熱が出ていても寒気が強い、体を温めても寒気がひかない、インフルエンザのような症状です。

風寒の邪気にやられた場合は、寒邪への対応と風邪への対応を考えます。まず寒邪に対しては、体を温める作用がある漢方薬を使います。そして、風邪を体の奥に侵入させないようにするには、病邪を発散するような薬物を使うということになります。

温める力と発散する力がある薬物は、口に入れるとピリピリして、嚙むと口が熱くなるような感覚があるものです。例えば、スパイスとしても使われるシナモンやショウガなどです。シナモンは生薬としては桂皮や桂枝、ショウガは生姜《しょうきょう》や乾姜《かんきょう》と呼ばれ、漢方薬の中でもっともよく使われる生薬の一つです。これらを使って体を温め、邪気を発散させて治していきます。

変化の早い風寒病では、患者のリアルタイムの状況を映し出す脈診を重視します。

温病学は、感染性の熱病の治療を通して発展した医学体系です。温熱病の病原体は、口や鼻から侵入します。口は胃腸とつながり、鼻は肺とつながっています。そのため温熱の邪にやられると、初期にはのどが腫れて、体が熱っぽくなり、口が渇いて冷たい水を飲みたくなる。熱はどんどん上がって、横になっていても布団をはぎたくなる。傷寒病に比べると、かなり早い段階から胃腸炎や肺炎の症状がでてきます。

温熱のカゼの場合は、体の中に熱がこもるので、発散しながら冷やす力がある薬物を使います。例えばハッカなどです、ハッカにはピリッとした刺激だけでなく、スーッとした清涼感があります。これは体を冷やす作用を示しています。

診断では、舌の状態をみる「舌診《ぜっしん》」を重視します。健康な人の舌は、明るいピンク色をしています。舌の表面を覆っているコケ（舌苔《ぜったい》）は、薄く白い状態が正常です。元気な子どもの舌を見てみるとよいかと思います。

温熱や風熱の邪におかされると、舌が真っ赤に変わります。そして舌苔は、黄色く、分厚く変化します。舌診ではこのように舌を観察して、病気の進行度合いを判断します。

第六章

中医治療の基本戦略は免疫力の強化

「未病」と「治未病」という考え方

中医学は長い感染症との戦いの中で発病する人、発病しない人、軽症ですむ人、回復する人、重症化してしまう人、死んでしまう人を観察して、それを分けたのは何か、どこが分かれ道だったのかを考察してきました。また、それぞれを分けるのは病毒の凶暴性にもよりますが、個人の健康状態、抵抗力によるところが大きいと考えてきました。

発病してからの治療も重要ですが、中医学では発病前に体調を整え、発病を未然に防ぐことがなにより重要と考えてきました。変調はあるが、まだ発病に至っていないこの状態を「未病」といいます。未病のうちに治してしまうことを「治未病」といい、中医学独特の考え方です。

漢方薬や鍼灸などによる早期治療にとどまらず、日常の生活態度を大事にし、普段から体の抵抗力（正気）を高め、保護しておくことが重要という考えで、治未病の思想は、現代の中医学でも養生思想として生き続けています。

なんとなく体調が気になる程度でも、中医学の視野からは気血の滞り、五臓六腑の不調などの問題があるととらえるので、体調の異変に早期に対応することが可能です。

「治未病」という言葉は、中医学最古の古典で、中医学の理論の根幹となっている『黄帝内経』という書物の「四気調神大論《しきちょうしんたいろん》」に見られます。

そこでは「修養し、養生を心がけた生活を保てば、四季に順応できる」として、四季の移ろいに沿った生活の仕方や心の持ち方を説いています。

修養とは、養生の知識を修めて、品性を養い、生活の質を高めるということです。そして、養生を心がけた生活をしていれば、ちょっとした異常気象や流行病に負けずに健康でいることができるというわけです。

こうした考え方を見ても、中医学は二〇〇〇年も前から精神や生活の面からずっと予防医学を重視してきたことが分かります。

東洋医学の未病と西洋医学の未病

「未病」は中医学や日本の漢方の独特の考え方のように思われがちですが、最近では西洋医学においても「未病」という考え方が取り入れられています。

ある西洋医学の医師は、「未病には西洋医学の未病と東洋医学の未病があり、この二つには違いがある」と説明しています。

つまり、西洋医学の未病は、健康診断などで検査値としては異常があるが、本人には自覚がないといった場合のことで、コレステロール値や血圧が高くても、自分は何の症状も感じていない状態。一方、中医学あるいは日本の漢方の未病とは、患者がなにかしらの不調を感じてはいるが、検査をしてもどこにも異常が見つからない場合のことである……。なかなかうまい説明だと思います。

西洋医学の検査には、血液検査や内視鏡、ＭＲＩやＰＥＴなど、さまざまな診断の方法があります。そこで数値や画像で異常がみつからないと、検査結果は正常ということになります。

それに対し中医学では脈診や舌診によって、肉眼では見ることができない体の内部まで映像化できる精密な医療機器でも感知できない微細な変調を読み取れることもあるのです。

中医学の養生法

中医学でも日本の漢方でも、体質の偏りが著しいほど病気にかかりやすい状態と考えるので、体質に合わせた養生法や食べ物のバランスを重視します。

入院しなければならないような重い病気を未然に防ぐためには、偏りを是正して早いうちに病気の芽を摘んでしまうことが大切です。さらに、その知識を活用すれば、体調維持、健康増進に役立てることができます。

高血圧、肥満症、糖尿病など、生活習慣病の発症には遺伝子が関与しています。

これは、親から受け継いだ体質が発症の要因になっているからです。

偏った体質、つまり病気の元になる遺伝子を持っていても、必ずその病気になるわけではありません。たしかに糖尿病や肥満などの生活習慣病は、遺伝の影響が強く、その発症にはいくつもの遺伝子が関連しあっています。しかし、生活環境、食事、運動習慣など、ライフスタイルに気をつけて生活すれば、病気を引き起こす遺伝子のスイッチはオンにならず、病気にもならないのです。

中医学の知恵を活用して自分の体質を知り、その偏りを修正する生活習慣に変えていくことで、さまざまな病気の遺伝子を保有していたとしても、それのスイッチをオフにしたまますごすことができます。それが、健康で長生きをするポイントとなります。

この、病気の予防の考えは、中医学の「未病を治す」という予防思想と相通じるものです。

次ページの表に掲げた五項目に留意し、積極的な体質改善、健康増進を図るのが中医学の教える健康法です。

体質改善、健康増進につながる中医学の養生ポイント

体質に合った養生を考える	人にいいものが、自分にいいとは限らない。人の話をうのみにしないで、自分に合った養生法をみつけること。
季節や風土との調和を考える	住んでいる土地で採れた旬の食べ物は、その土地と季節に合った体を作る。季節外れのものや外国の食べ物には注意すること。
生活環境、衛生状態を整える	暑い時期はエアコンを使う、乾燥する季節には加湿器を使うなど、空気の入れ替えや掃除などをこまめに行い、快適で清潔な居住環境を整えること。
心を穏やかに保つようにする	心の健康を重視し、人間関係や仕事などでストレスを溜めすぎないように注意すること。
何事にも中庸をわきまえる	飲食、労働、運動、SEXなど、すべてにおいて中庸をわきまえる。怠惰もやりすぎも禁物。何事もバランスを考えること。

総合的な体質を知って病気を遠ざける

体質は、一人ひとりが持つ体の特性です。ある程度のタイプ分けをすることはできますが、それは一つの目安にすぎません。生まれたときに親から受け継いだ遺伝的体質だけでなく、生まれてから成長し、老いていく毎日の生活の中で後天的に獲得された体質を合わせたものが、その人の総合的な体質です。

太っている、痩せている。暑がり、寒がり。せっかち、のんきなど、その人の体型、代謝、性格など、すべてを含んだものが体質です。

体質は、中医学の診察法である問診や脈診、舌診によって観察することができます。明代の医家張景岳《ちょうけいがく》は「体質を鑑別するには、心志（精神状態）、色つや（顔色や皮膚の艶や張り具合）、性格、体型、習慣を観察するべし」と述べています。

自分の体質を理解すれば、自分の弱点やかかりやすい病気を推測することができます。そして、体質にあった食べ物を選んだり、生活スタイルに気をつけることで、病気の予防や健康増進に役立てることができます。

お腹が弱いとか、暑さに弱いとか、肌が弱くて虫に刺されると痕になるとか、そういった子どもの頃からの体質は変わらないものだと思っている人がいますが、これも中医学の目から見れば、ある偏りが原因でそうなっていると考えられます。

例えば夏場、蚊に刺されるとなかなか痒みが引かず、刺された跡が黒ずむ人がいます。こういう人は瘀血体質といわれ、血の巡りが悪く澱みやすいので、「活血化瘀《かっけつかお》」という方法をとります。これは、血の巡りをよくして、滞りを解消し、新陳代謝を促すという方法です。こうすることで、だいぶ改善すると思います。


体質的に消化器が弱い人、あるいは呼吸器が弱い人が、何となく調子が悪い、いつもと違うと感じる場合、西洋医学の医師に診断を仰いでも、検査では異常はなく「様子を見てからもう一度来てください」となることがよくあります。しかし中医学の場合は「治未病」の考え方に基づいて、先手を打って、その段階で予防をするということになります。

例えば、ある人が五月頃に「カゼ気味なので」と漢方医を訪ねたとします。問診で、患者が毎年夏負けをするとわかると、漢方医はカゼの治療が終わると引き続き暑さに負けない体づくりに効く漢方薬を処方するでしょう。

花粉症も同様で、症状が出ていないときに漢方薬を飲んで調整することで、毎年つらかった花粉症がすっかりよくなったという人もいます。

日ごろから自分の総合的な体質を知っておき、未病のうちに漢方薬で病気の芽を摘んでしまう。先手を打って病気を遠ざけることができるのは中医学や漢方だからこそできる治療です。

食養生――食べて体調を整える

「食養生」という言葉があります。「新型コロナウイルスがはやっているから、感染しないようにアレを食べておこう」ということではありません。

食養生とは、特別に何かを食べる、あるいは特別に何かを食べないといったことではなく、日頃からその人の体質にあった食事を摂って、体のバランスを取ることをいいます。

そのためには、食物が持っている性質を知っておくことが重要で、適時に適切な食べ物を摂ることで、ちょっとした不調に対処することができます。これが「薬食同源」の考え方です。

古代の中国、およそ三六〇〇年前、商の時代に伊尹《いいん》という宮廷の料理人がいました。伊尹は食材に対する知識が豊富で、料理の過程で食材が持つ薬効に気づくと、その効果を最大に引き出す調理法を工夫しました。ナツメやショウガといった薬効のある食材でスープを作り、病気を治したということで、「薬食同源の始祖」ともいわれています。

中国ではスープのことを「湯《タン》」といいます。生薬を煮出すことで、有効成分を抽出するスープは、漢方薬の湯液（煎じ液）となりました。葛根湯、麻黄湯など、多くの漢方薬の名前に「湯」の文字がついているのは、その名残です。

中国には食事で体調を整える習慣がいまも残っています。例えば、孫がカゼ気味で鼻をぐずぐずさせていたら、おばあさんがショウガや肉桂などを買ってきて、それでスープや粥を作って食べさせる。少し熱が高いようなら、熱を取る働きがあるゴーヤのような苦味がある食材でニガウリスープを作るといった具合です。

辛い食べ物には、気を発散させる働きがあります。カゼのひきはじめに、すぐショウガやネギなどのピリピリした辛さのあるものを食べると、その発散作用でアスピリンを飲んだときのように汗をかいて早く回復します。

もちろん、漢方薬を飲んだほうがずっと効き目はありますが、効き目が強い薬ほど体に負担をかける心配もあります。ちょっとした不調は食べ物の力で治す。これが食養生の知恵です。

湿気に対しては、利尿の働きのあるスイカや冬瓜などの瓜類がおすすめです。じめじめして、体がむくみやすいような時期に瓜類を食べると、利尿作用によって体の余分な水分を体外に出してくれます。カンカン照りでカラッとした真夏の瓜類は、逆に水分補給になって、体を潤してくれます。

同じ食べ物でも食べるタイミングや体調によって別の作用を発揮するというのは、西洋薬の考え方からすると理解しにくいかもしれません。しかし、季節の野菜や果物には、その季節に対応する力があり、体のバランスを整える力になってくれます。

その季節に合わせて、体が冷えないように、あるいは熱が体にこもらないように考えながら食べ物や食べ方を工夫するのが食養生のポイントです。

食べ物の性質を一つひとつ覚えるのは大変だと思うかもしれませんが、暮らしている土地で採れた旬のものを食べるのが、いちばん簡単で間違いのない方法です。

その土地で育った旬の食べ物は、その土地で生きる力を与えてくれる食べ物です。最近よくいわれる「地産地消」は、漢方の養生の考え方に合っています。

昔は保存法や流通が現在ほど発達していなかったので、季節外れの野菜や外国産のフルーツを食べることはほとんどありませんでした。ところが今日は、スーパーにいけば一年中トマトやキュウリを買うことができます。真冬でも南の暑い国のフルーツが簡単に手に入るようになりました。

その分、私たちは知恵をつけて、食べ物を選ばなければいけません。冬場にフルーツを買うとき、それがどこで採れたのかをちょっと考えてみる。熱帯の国から輸入されたものであれば、なるべく控えたほうがいいでしょう。

冬にキュウリを食べるなら、調理法を工夫してみるとよいでしょう。冷たいサラダで食べるのではなく、スープに入れたり、炒め物にしたり、加熱すると冷やす作用を緩和することができます。

アウトドアで食べる料理として、ジンギスカンが人気がありますが、羊肉は温める力がとても強い食材です。北京の名物料理の羊のしゃぶしゃぶは、冬に食べる料理です。

では、夏場にジンギスカンを食べると体に毒なのかと問われると、「たまに食べる程度なら大丈夫」というのが、私の答えです。

夏場のジンギスカンが気になるなら、羊肉ばかりでなく、ピーマンやニガウリ、ナスやトマトなど、冷やす力のある夏野菜を一緒に食べておけば安心です。

食事は何をいつ食べるかが重要ですが、どう食べるかも大切です。家族や友だちと楽しく食べる料理は、ときとして薬以上の力があります。

中医治療の基本戦略は免疫力の最大化

新型コロナウイルス感染症の治療では、軽症者の重症化を防ぐという点で、漢方薬がたいへん効果的でした。

これは、漢方薬が直接的にコロナウイルスを叩いた結果ではなく、まずは漢方薬で対症療法的に、熱があるなら解熱し、呼吸が苦しければ呼吸を楽にさせる。それと同時に、ウイルスに感染してうまく機能しなくなっている自身の免疫を働きやすくして、抵抗力を高めていった結果です。

ウイルスが体の中で暴れている。しかしそれは目にみえないし、直接殺す方法もない。そこで、汗をかかせる、吐かせる、下す、小便で出すといった方法で、病原体を外に排除しようという考えです。

ただし、吐かせたり、下したりという激しい方法は、抵抗力や免疫力のもとになるエネルギー（正気）を消耗しやすいので注意深く行わなければなりません。

前述したように『傷寒論』では、正気を守りながら、病原体を排除する「扶正祛邪」のバランスを非常に重視しています。『傷寒論』が脈診を重視するのは、脈を診ることで、患者の体内の情報をリアルタイムに読み取り、バランスよく扶正祛邪を行おうとするからにほかなりません。

免疫を高めるには、栄養を与える面と、弱った臓腑の機能を回復させるという面の両方が必要です。

例えば風寒という病原体が入ってきた初期に使う薬の代表として、麻黄湯と桂枝湯という漢方薬があります。

麻黄湯は、うまく汗がかけないときに使う薬で、発汗の力が非常に強い特徴があります。早い段階でたくさん汗をかかせることで、病邪を散らし、体の外に追い出すことができます。もともと柳の樹皮の成分であったアスピリンも麻黄湯と同じように、初期に発汗を促して治そうという方法です。

桂枝湯は、汗が出ているのに、熱が下がらない状態で使う薬です。本来ならば汗とともに病邪が追い出されれば、カゼは自然に治っていくはずです。ところが、症状がぶり返したり、すっきりと治りきらないという場合があります。これは正気（免疫力）が低下しているからです。低下した正気を補うのには桂枝湯を使いますが、そこでポイントとなるのが脾胃（胃腸）の働きです。

桂枝湯には、桂枝、芍薬、生姜、大棗、甘草が配合されています。このうち大棗と生姜には、脾胃の働きを助けて、正気を生み出す作用を活発にする働きがあります。桂枝と芍薬には、脾胃で生まれた気を体表面に運び、体表面に運ばれた気は、衛気（体を病邪から衛《まも》る気）となって、体表面で病邪と戦い、病邪を追い出します。正気を生み、運び、病邪と闘う……。漢方薬の処方は、こうした戦略に基づいてなされています。

生薬の組み合わせや分量の調整は、料理のレシピに似ています。優れた料理人は、食材の具合や気温、湿度など、さまざまな条件によって、基本のレシピを微調整して、もっとも美味しい料理に仕上げます。

漢方薬にも料理のレシピと同様、基本的な処方はありますが、毎回、患者の状況を見極めて、生薬を追加したり、減らしたりして微調整します。これを「加減」といいます。

免疫力をアップする（正気を補う）力が強い生薬といえば朝鮮人参が有名です。しかし、朝鮮人参を単独で大量に飲むよりも、それをサポートする働きがある生薬を組み合わせることで、よりよい結果を出す。こうしたところが、単なる民間療法としての薬草と、漢方薬の大きな違いです。

こうやって、一つひとつの生薬の力をうまく組み合わせることで、免疫力を高め、体を本来の状態に整えて自然治癒力を最大化していくのが漢方薬の治療法です。

「漢方薬はゆっくり効く」という思い込み

「漢方薬はゆっくり効くもの」というイメージがあるようです。実際に、数か月、長いものでは数年かけて体質を改善したり、難病の進行を遅らせる漢方薬もあります。

ところが漢方薬には、飲んですぐ効くような即効性のあるものもたくさんあります。

これまで述べてきたように、感染症の場合は症状が日々、あるいは数時間であっという間に変わっていくので、それに合わせて処方を変え、治療していきます。今回の新型コロナウイルスでも、治療現場ではそのステージに合わせた治療、そのステージに合わせた薬を選択、調整していました。

カゼのひきはじめに効く葛根湯は、普通二〜三日服用すれば治ります。しかし、カゼをこじらせて気管支炎になっているのに、まだ葛根湯を飲み続けるというような人がいますが、それは効果的ではありません。病気の進行によって症状が変わったら、それに応じて薬も変えなければいけません。

私のクリニックでは、近所に住んでいる患者さんがカゼをひいたら基本的には二〜三日分しか処方しません。遠くから通院している人でも最大一週間分程度です。そして、途中で治ったら、薬が残っていてもそれ以上飲む必要はないと伝えます。

漢方薬の効き目は遅い、漢方薬はずっと飲み続けなければいけないというのは正しい知識ではありません。本書に出会ったことを期に、ぜひその思い込みを捨ててください。

中医学と西洋医学の併用で病気を早く治す意識改革を

難治性の疾患でも、発病してすぐに漢方薬を使うことで、よい結果が得られることがあります。例えば突発性難聴です。

突発性難聴は三人に一人が完治し、一人は多少の難聴が残り、もう一人はほとんど治らない……、こういわれるほど完治が難しい病気です。発症して七日以内に治療を受けることが大切ですが、この期間内に漢方薬や鍼灸治療を併用することで、よい結果が得られる確率が高まります。

私が以前に講師として勤務していた鍼灸学校で、ある時、一人の職員が突発性難聴になりました。すぐに漢方薬を飲ませ、「念のために病院に行ってステロイドも併用したほうがよい」とアドバイスをしました。すると、三～四日ですっかり治ってしまいました。

鍼灸学校ですから、職員も生徒も鍼灸や漢方薬で治ると思うのは当然なのですが、この時は「漢方って本当に効くんですね」と驚いていました。生徒にとっては、漢方薬の実力と即効性を実感するよい機会になりました。

鍼灸の専門家を目指す人を養成する学校の職員で、一般よりも漢方薬に理解のある人でもこんな調子です。ましてや普通の人が「突発性難聴になったらすぐに漢方薬を」と発想することは、まずないでしょう。

何か月も、ひどい時には何年も放っておいて、さんざんこじらせてからやっと「漢方でどうにかなりませんか」と漢方医や漢方薬局のドアをたたく人が非常に多いです。こじらせてからでもできることはあります。しかし、やはり時間が経つほど、治りにくくなってしまいます。

突発性難聴だけでなく、帯状疱疹やアレルギー性鼻炎など、西洋医学の標準治療と並行して、症状が出た直後から漢方治療も始めれば、ごく短期間に改善する病気はたくさんあります。

最近は漢方を勉強して、各診療科で上手に漢方薬を併用して治療実績を上げている医師が増えています。しかし、それはまだ少数です。

西洋医学を修めた医師たちにも、もっと漢方を勉強してもらい、患者にも漢方治療に関心をもってもらって、病気を短期間で治す意識が広く社会に広まることを願っています。

生活習慣病とアレルギーは中医学の得意分野

糖尿病、高血圧、高脂血症など、体質と深くかかわっている生活習慣病の治療には、西洋医学と合わせて、中医学のアプローチも取り入れるほうがより効果が期待できるので、積極的に西洋医学と併用することをおすすめします。

また、西洋医学で病状を管理していても、進行を止めることができないような病気に漢方薬を用いると、より体調をコントロールしやすくなります。

例えば腎不全の患者がカゼをひくと、病気が一気に進行してしまうことがあります。そういう患者が漢方薬を併用すると、カゼをひきにくい体質になるだけではな

く、腎不全自体も一定の状態を保てるようになることが多くの症例でわかっていま
す。
アレルギー性の疾患にも漢方薬は有効です。喘息の予防にはステロイド吸入療法
が一般的ですが、それと並行して漢方薬を用いると発作をコントロールしやすくな
ります。
喘息にステロイド吸入が用いられる以前は、喘息治療といえば漢方薬が圧倒的で
した。喘息の患者さんで、ステロイド吸入だけでは十分に発作をコントロールでき
ない人は、漢方薬の併用をぜひ試してほしいと思います。

中医学の診療科は内科だけではない

「漢方は内科の病気にだけ対応するものだ」という考えを持っている人が多くいま
すが、これも思い込みです。
じつは西洋医学同様に、中医学にもさまざまな診療科があります。三〇年ほど

前、私は留学先の北京広安門医院で内科、皮膚科、腫瘤科の三科で研修をしましたが、広安門医院は、眼科がたいへん有名な病院でした。

広安門医院には眼科専門の研究所もあり、中国全土から患者が集まってくるだけでなく、私が留学している頃は、日本から網膜色素変性症の患者たちが治療ツアーを組んで北京まで来ていました。

今は北京郊外に眼科専門の病院が独立して建てられ、数年前、私の知り合いの中医学関係者も日本から治療に行っています。

私のクリニックにも、白内障の患者さんがよく来られます。ある患者さんは、まだ手術するほどではないので漢方薬で治したいということで、五年ほど漢方薬を飲み続けていました。最終的には手術ですっきりさせたいという患者自身の意見で手術を受けることにしたのですが、漢方薬を服用し続けていた五年間、定期的な診察では進行がみられず、「よくもったものだ」といって喜んでくれました。

このケースは、漢方薬がどこまで効いていたのか判定は難しいのですが、試してみる価値はあると思います。

中医学のガン治療

私は留学時に内科、皮膚科、腫瘤科の三科で研修をしました。そのときの経験で特に印象的だったのは、ある乳ガンの患者さんのことです。

その患者さんは外来に通っていましたが、すでにガンがリンパ節に転移していて、鎖骨下のリンパ節がこぶし大に大きく腫れていました。その時点で、もう五年も通っていました。その五年間、腫瘤が小さくはなっていないのだけれど、大きくなってもいないといっていました。

リンパ節にガンが転移し、五年もの外来通院の間、大きくなっていないが小さくもなっていないというのは、当時の日本では考えられないことでした。免疫力とガン細胞の増殖力がちょうどバランスがとれていたとしか考えられません。治療としては、その状態をキープすることでよしとしていました。体調は落ちついていて、普通の生活を送っていました。

日本でガンの漢方治療を本格的に行っているのは、千葉大学医学部附属病院和漢診療科の平崎能郎特任准教授です。

平崎特任准教授は二〇一四年、北京の中国中医科学院広安門医院腫瘍科に留学し、私の恩師でもある肺ガンの専門家の朴炳奎医師について研修をされた方ですが、平崎特任准教授のように、漢方のガン専門医というのは日本にはあまりいません。仙台の清水内科外科医院の清水雅行医師は私が信頼する医師の一人ですが、中医学によるガンや難病治療に積極的に取り組んでいます。

中国では、ガン治療にも積極的に漢方薬が使われています。西洋医学での治療と漢方薬を併用することで、白血球の減少や吐き気などの副作用を軽くしたり、術後の体力回復の効果が認められています。漢方薬以外にも、鍼灸や気功など、総合的な中医学治療も行われ、さまざまな形で患者のＱＯＬを向上させています。

保険対応は一四八処方

漢方薬の一か月の薬代はどのくらいかとよく聞かれますが、これはなかなか難しい質問です。

漢方薬を処方するクリニックには、保険診療をするクリニックと自由診療（自費診療）のクリニックがあります。また、漢方薬には保険が使えるものと、使えないものがあります。保険診療のクリニックでも、医療用漢方製剤（エキス剤）にない薬が必要な場合は自費になることもあります。保険診療と自費の診療の併用（混合診療）は原則として認められません。このようにケースバイケースなので、一律に「一か月〇〇〇〇円程度」と答えるのが難しいのです。

それを前提にしていえば、保険適用であれば西洋薬とそれほど差はないと考えていいでしょう。

煎じ薬の場合、漢方薬はいくつもの生薬を組み合わせて処方しますが、だいたい十種類ぐらい使うことが多いかと思います。生薬はそれぞれ値段が違うのですが、一般的なものは一グラム三円程度のものが多く、単価が高い人参でも一グラム二五円ほどです。

例えば一グラム三円の生薬を六グラムずつ、十種類組み合わせた処方では、三×六×十で一日分一八〇円。保険で三割負担の人ならば、一日分五四円ということになります。

自由診療ではクリニックによって、かなり金額の幅がありますが、おそらく月に二万円くらいはかかると思います。病気によってはもっと高くなる場合もあるでしょう。

私のクリニックは基本的に保険診療で、主にツムラ、クラシエ、コタローなどの医療用漢方製剤を使います。ガン手術後の体力回復で「十全大補湯」を使う場合は保険で処方ができますが、保険では使えない抗ガン生薬が必要な場合は、患者さんに薬局で買って飲んでもらうようなこともあります。医療用漢方製剤は、一つ一つ薬価が決められています。例えば十全大補湯ですと一日標準量の七・五グラムで一四一・七五円になります。

中国では抗ガン生薬もよく使いますが、日本ではほとんど保険は使えません。そのため、リンパ節転移の疑いがあって定期的に腫瘍マーカーのチェックをしているが不安でしかたないというようなケースには、効果の期待できる生薬名を伝え、薬局で購入し自分で煎じて飲んでみるようアドバイスすることがあるのです。

江戸時代の日本は、一九世紀にオランダやドイツの西洋医学が入ってくるまで、漢方が主流でした。明治になると、政府が西洋化を進める中、国の正式な医学は西洋医学になり、漢方は民間レベルで受け継がれていくことになります。

現在、保険が使える漢方薬は一四八種類ありますが、明治から昭和にかけて健康保険制度が整っても、漢方薬は健康保険から除外されていました。一部の漢方薬にようやく保険が使えるようになったのは一九六七（昭和四二）年からでした。これは、日本医師会会長だった武見太郎氏の尽力により、六種類の医療用漢方製剤が薬価収載され、保険が使えるようになりました。その後、段階を経て一四八処方が保険適用となりましたが、それでも中国や台湾、韓国で使える薬に比べると、まだほんの一部でしかありません。

二〇〇〇年間のエビデンスの積み重ね

漢方薬に使われる生薬は、自然界のさまざまなものが使われます。植物の葉や根、種などが主体ですが、鹿の角やロバの皮、牡蠣の貝がら、真珠貝、石膏など、動物由来のものや鉱物なども使われます。

これらの薬効のある生薬は、「神農」という神様によって見つけられたという伝説があります。いまから数千年前の神話時代に、医療と農耕の神様である神農が、薬となる薬草を求めて野や山に入り、毎日たくさんの薬をなめ、一日に一〇〇回も毒に当たりながら、その薬効や毒性の有無を確かめたという伝説で、それを漢の時代に神農の名を託してまとめたものが中医学の薬物書の古典である『神農本草』といわれています。

その後、長い歴史の中で多くの医師があまたの経験を通して、薬効ある漢方薬の組み合わせが考案されていきます。

漢方薬は組み合わせる生薬の種類だけでなく、その分量も重要です。疫病との戦いや毎日の小さな疾病の治療など、多くの経験を通して、現在の処方に集約されました。これは果てしない数の人体実験の結果です。

漢方薬は二〇〇〇年間、実地の治療での知見を積み重ねた結果であることを思うと、ある意味、漢方薬こそが最も多くエビデンスを重ねて開発された薬ということができるのではないでしょうか。

服用を手軽にしたエキス剤の出現

漢方薬に使われる主な生薬は、乾燥させた植物の根や葉です。一日分で両手いっぱになるほどかさ張るのですが、昔はそれを家に持ち帰り、毎日鍋で三〇分以上コトコト煎じて飲むものでした。いまはだいぶ便利になって、中国の病院では、機械で煎じて一回分ずつビニールパックに小分けする「代煎」というシステムになっています。

それでもやはり煎じるのは手間がかかるということで、現在はエキス剤の時代になっています。中国や台湾、韓国などでは、漢方薬のエキス製剤の種類が豊富なのはもちろんですが、一つひとつの生薬も単独で製剤化されています。

基本の処方に単品の生薬を加えることで組み合わせが広がり、かなり自由度が高い使い方ができるようになっています。患者は処方されたエキス剤を何種類かコップに入れて、お湯に溶かして飲むだけなので、たいへん手軽です。

また、生薬は天然ものなので産地や季節によっても品質のばらつきがあります。エキス剤は品質が均一なので、ばらつきのない、安定した効果が期待できます。

漢方薬の値上がりと薬局の悲鳴

忙しくて煎じる時間がない人には、エキス剤はとても便利ですが、できれば漢方薬は煎じるのがいちばんよい方法です。

漢方の優れた点の一つは、化学合成の薬にはない微量な成分が働くことだといわれています。鶏ガラをじっくり煮込んで作ったスープと、科学的に作られたインスタントの顆粒を溶かしたスープの味が違うように、わかっている成分の違い以上の何かがあるのかもしれません。

私が現在のクリニックを開業してから二五年になりますが、以前は九割ぐらいは煎じ薬を使っていました。

煎じ薬というのは、処方した乾燥状の葉っぱや根っこ、種や花を調合して、それを患者自身に煎じてもらう薬のことです。煎じ薬は煎じるのがたいへんで無理だという患者さんにだけ、製剤を使っていました。ところが現在では、八割以上はエキス剤を使っています。

現在も漢方薬の原料は、ほとんどを中国からの輸入に頼っています。昔は、中国の生薬はかなり安い値段で輸入ができました。しかも日本にいちばん質のよいもののを優先して輸出してくれました。ところが、徐々に中国と日本の経済格差が縮小されるにつれて、生薬の輸入値段もうなぎのぼりに値上がりしてしまいました。さらに、中国国内でも質の高い生薬へのニーズが増えたことも影響しています。

一方、日本の薬価はどんどん下がり続けています。漢方薬だけ値上げするわけにはいかないということで、輸入価格が上がっているのに薬価が据え置かれたままになっています。薬局にとっては、仕入れの値段は上がっているのに、売値はあげられないということで、東京や神奈川では、煎じ薬の保険調剤を扱う薬局はほとんどなくなっています。

私のクリニックのすぐ近くにも、私の処方する煎じ薬の保険調剤を引き受けてくれた薬局があったのですが、数年前に保険適用では手間がかかり採算面でも限界を越えているという理由で煎じ薬の保険調剤は扱わなくなりました。幸い、隣の駅にはまだ一店舗、経営努力で営業している薬局があります。ただ、病気を抱えている患者にとっては、その一駅の移動も負担になるので、私の処方もエキス剤が八割以上になってしまいました。

それでも、どうしても出来合いの製剤だけでは対応できない患者さんもいます。特にガンに使う漢方薬は、生薬の配合も独特なので、そういうごく一部の患者に限っては自費診療で煎じ薬を処方しています。

第七章

ウィズコロナ時代に効く漢方薬

コロナうつのイライラには「抑肝散」

二〇二〇年四月七日、新型コロナウイルスの感染拡大を受けて国内で初めて緊急事態宣言が発出されました。二〇二一年九月現在、緊急事態宣言は四回発出されていますが、変異株が出現するなど、いまも油断できない状態です。

感染拡大を抑える有効かつ簡単な手段の一つは「三密の回避」ですが、これを推進するためにビジネスの世界ではテレワークを導入する企業が一気に増えました。

ＩＴ化の進展とともに十分に準備をし、自然な形でテレワークが導入されたのなら、新しい働き方で起きるストレスを小さく抑えることができたでしょう。しかし今回のテレワーク導入は、企業にとっても、働き手にとっても突然のことであり、家で一人で働くというスタイルに慣れることが難しく、うつ的になってしまう人たちを少なからず生んでしまいました。いわゆる「コロナうつ」です。これはコロナの症状としてのうつではなく、コロナ禍の社会状況が生みだしている健常者の精神症状です。

平時であれば、職場の同僚と話すことで仕事の能率を高めたり、気を紛らわせたり、仕事を終えてお酒を飲んでストレスを発散することもできました。

コロナうつは、働く人たちだけの問題ではありません。東京で一人暮らしをしている大学生たちも、大学に行けない、友だちにも会えない、田舎にも帰れないということで、やはり相当なストレスを溜め込んだと思います。就活する大学生も、先が見えない不安に胸が押しつぶされそうになっているのではないかと思います。

私のクリニックを訪れる既婚女性の患者さんに、こんな人がいました。旦那さんがテレワークになってずっと家にいるのでストレスが溜まる。一日三回、食事の支度をしなければならないし、子どもが騒ぐと、リビングで仕事をしている旦那さんに「静かにさせろ」と怒鳴られる……、というのです。コロナ以降変わってしまった生活の様子を私に訴える口調もたいへん早口で、イライラしている様子が明らかでした。

そこで私はその患者さんに抑肝散《よくかんさん》を処方しました。その結果、服用開始後数日でイライラが落ち着いて、よく眠れるようにもなったと喜んでいました。

人の感情も病気の原因になると考える漢方には、心の不調に働きかける薬が多くあります。抑肝散はその一つで、「肝」の高ぶりを抑える働きがある漢方薬です。漢方では、「肝」が高ぶると、怒りやイライラが現れると考え、その肝の過敏な状態を抑える効果があるので、「抑肝散」の名前があります。

抑肝散は日本では古くから使われている薬で、江戸時代のころには、子どもが夜泣きや疳の虫を起こしたときにも用いられていました。

このように日本人にも馴染み深い薬なので、市販薬としていくつもの製薬会社が販売しています。気持ちが落ち着かないとき、イライラしているときなどに試してみる価値があるでしょう。

新型コロナウイルスの感染予防には、自分自身が持っている免疫力を高めておくことがいちばんですが、それには心と体の状態を整えておくことも重要です。

心に効く漢方薬には、抑肝散のほかに、不安な気持ちを和らげる半《はん》夏《げ》厚《こう》朴《ぼく》湯《とう》、柴《さい》胡《こ》加《か》竜《りゅう》骨《こつ》牡《ぼ》蛎《れい》湯《とう》など、いくつもの漢方薬があります。ドラッグストアなどで簡単に買えるものもありますが、その症状と原因ごとのマッチングが大事なので、漢方専門のクリニックや漢方に詳しい医師のいる病院で、診断をしてもらうのが理想です。

もう少し手軽に試したいときは、漢方薬を専門に扱っている薬局に相談してみるとよいでしょう。

パンダのマークが目印の日本中医薬研究会加盟の漢方薬局は、中医学をしっかり研修した薬剤師が多いことで知られています。全国におよそ一〇〇〇店の会員店があるそうです。日頃から漢方相談ができる医療機関や薬局をみつけておくと、漢方薬をより効果的に使うことができると思います。

漢方薬で抗うつ剤の減薬を試みる

少し「うつ」について述べておきます。
「うつ」と一口にいっても、うつ病ときちんと診断されたものと、いわゆるプチうつや、うつ傾向というのは違いがあります。精神科に通っていても、じつは精神安定剤でコントロールできている人もいれば、しっかり抗うつ剤を服用しないといけない人もいます。

抗うつ剤を使っている人の中には、いつも調子が悪くて、一日中寝たきりという人も結構います。本人には、できることなら薬を減らしたいという気持ちがあっても、やはり不安で、ずっと処方されたとおりに薬を飲み続けている人は少なくありません。そういうことを患者が主治医にはっきり伝えられないと、主治医はうまくコントロールできていると理解し、同じ薬を出し続けてしまいます。

うつ病の場合は、安易に薬を変えたりすると、急に精神状態が変化し、最悪、死を選択してしまう場合があります。精神科の医師は、患者のそのような急変を恐れるので、少し体調が悪いくらいなら、それまでどおりの処方を続けようと考えがちなのです。

漢方薬はそういった人の減薬に役立ちます。主治医に漢方薬を飲んでみたいと伝えて、まずはいままで飲んでいた薬と漢方薬を併用してみる。そして調子がよくなってきたら、減薬の相談をする。このように漢方薬との併用で強い薬を徐々に減らしていくと、患者が本来持っている心と体の元気を取り戻すことにつながっていくと思います。

家族や友人の中に、減薬で悩んでいる人がいたら、こうした漢方薬の服用を主治医に相談してみるようにすすめてみてはどうでしょうか。

感染症不安が強い人には「帰脾湯」

自分が新型コロナウイルスに感染してしまうのではないか、それが怖い……。

このように、感染に対する強い不安感で、日常生活にも支障があるような人は、「帰脾湯《きひとう》」を試してみる価値があります。

帰脾湯は、「気」と「血」を補い、「心」を調え、「脾」の働きを高める効果があるといわれ、不眠や動悸があるときによく使われる漢方薬です。

西洋医学的な検査をしたけれど、問題になるような不整脈はない。ときどき動悸がするが、医師から特に治療の必要はないといわれたような場合、帰脾湯の服用を続けると、症状が消えていきます。

帰脾湯は弱った脾胃（胃腸）を回復させる漢方薬です。脾胃には食べ物からエネルギー（気）を作り出す働きがあるので、脾胃の調子が悪くなると、不眠や動悸だけでなく、心も体もどんよりと重くなり、だるさを感じたり、やる気がでないといった症状があらわれます。心（精神・意識活動）の働きも低下するので、気力が減退し、不安感が高まります。

エネルギーを補うことができたら、次はその「気」の巡りを改善することが大切です。体を動かすと気の巡りがよくなるので、私は、帰脾湯で少し気持ちが上向いてき患者さんには、家にこもっていないで、朝晩外に出て散歩をすることをすすめています。

帰脾湯もドラックストアやネットで販売されている入手しやすい漢方薬ですが、漢方医や漢方薬に詳しい薬剤師のいる薬局で、自分の症状をしっかり伝えてから処方してもらうのがよいと思います。

軽いストレスには「香蘇散」、溜まったストレスには「四逆散」

職場や仕事のストレスで息が詰まるという人には、気の巡りを促す働きがある漢方薬が役に立ちます。

カゼなどの感染症のごく初期の悪寒を抑えるために使われる「香蘇散《こうそさん》」は、気を巡らす作用があるので、ストレスを感じたときに服用してみるとよいと思います。

ストレスを溜めこんでしまっている人には、「四逆散《しぎゃくさん》」のほうがよいと思います。香港や台湾では、日本人が疲れたときにドリンク剤を飲むのと同じように、薬局で漢方薬を買って飲む人もいます。四逆散は日常的なセルフケアとしても飲まれている漢方薬です。

武漢チームの「玉屏風散」

新型コロナウイルスは、無症状でも人に感染させる力があるというところが厄介です。いくら三密を避けようとしても、まったく人と接触しないで生活することはできません。

漢方では、まず病気の原因となる病邪を体に入れないことを、病気を遠ざける基本中の基本としています。しかし、病邪が入ってしまったなら、後は速やかに追い出すとともに、免疫力を高めて、自然治癒を促すしかありません。

武漢では当初、次々に医療関係者が感染して、多くの人が亡くなりました。しかし、武漢に応援に入った中医師たちからは感染者がでませんでした。中医関係者が感染予防のために飲んでいたという漢方薬が「玉屏風散《ぎょくへいふうさん》」です。

花粉症の治療にも使われる玉屏風散は、「屛風を立てて風をよける」というその名のとおり、防御力を高めて、病邪から身を守る働きがあります。

体の表面には「衛気《えき》」という気（エネルギー）が、体を包むように絶えず巡っていて、病邪が侵入しないように体を守っています。衛気が不足すると、皮膚や鼻、気管支などの粘膜の細胞の働きが低下してしまうため、菌やウイルス、花粉などの病邪が入り込みやすくなるのです。

玉屏風散は「黄耆」「白朮」「防風」で構成されていますが、メインとなる生薬は黄耆です。

黄耆の役割は「衛気」のパワーを高めて、病邪が中に入ってこないように守りを固めることです。

白朮には、脾胃の働きを高めてエネルギーを作り出す「補気」の働きがあります。援軍をどんどん送るために、兵糧を送り届ける役割です。

白朮には利水作用もあり、湿邪を追い出すのに役立ちます。

カゼの邪気である風邪《ふうじゃ》が体に入り込むときは、風邪が寒邪や熱邪などのほかの邪気を運んでくるので、風邪の侵入を防ぐことを第一に考えなければなりません。

風邪の侵入を防ぐ防風には、軽い発汗作用と気を発散する力があります。風邪を防ぐという薬効がそのまま植物名になっています。防風に期待するのは、風邪が奥に入り込む前に、風邪を吹き飛ばすように追い出してしまうイメージです。

漢方薬は、このように複数の薬を組み合わせ、それぞれの力を生かしたチーム力で治療効果を最大限に高めるというシステムです。

黄耆は衛気を高める感染症対策のスーパースターですが、サポートするほかの生薬があってこそ、闘いに勝つことができるというわけです。

ある漢方薬局の薬剤師さんは、「新型コロナウイルスの感染予防目的で玉屏風散を飲んでいたせいか、花粉症がとても軽くてすんだ」といっていました。

このような、ある目的で服用した漢方薬が、同時に別の病気にも効果的なことを、漢方では「異病同治」といいます。

一つの薬は一つの病気に効くだけではなく、さまざまな病気（異病）を治すことができる。表に現れる症状にかかわらず、病気の症候（「証」）が同じであれば、同じ薬で効き目が出るわけです。

日本では玉屛風散は医療用の指定はされていませんが、薬局用の製剤があります。漢方薬のプロである薬剤師が、新型コロナウイルスの予防目的で「普段飲み」をしていたわけですから、感染が怖いという人は市販薬を試して安心を手に入れるのもよいかもしれません。

漢方医が飲んでいる新型コロナ予防薬①「補中益気湯」

漢方では、一人ひとりの状態を診て、オーダーメイドの薬を処方するのが基本です。しかし予防に関しては、ある程度共通した薬を使うことができます。

新型コロナウイルスの感染予防戦略としては、まずウイルスという病邪の侵入をできるだけ阻止することを考えるべきです。つまり、防衛力アップです。漢方的な発想では、人の体表面を巡って、外から入ってくる邪気を防ぐ働きをする「衛気」を高めることが大切になります。そこで役立つのが、衛気を補う「黄耆」という生薬が入っている漢方薬です。

漢方医は、診断で脈をとるために患者さんの手に触れたり、舌を観察したりと、毎日多くの人に近距離で接します。患者さんと自分を守るため、そして家族を守るために私自身が飲んでいる漢方薬は「補中益気湯《ほちゅうえっきとう》」です。

補中益気湯という薬名は、その働きそのものを表しています。「中」は、おなか（胃腸）を指します。体の真ん中にあり、生命活動の根源的なエネルギー（気）を生み出す脾胃です。「益気」は、気を満ち溢れさせるという意味です。つまり、胃腸の働きを整えて、元気を生み出し、病気に対する抵抗力を高めるというのが補中益気湯という薬です。虚弱体質や病中病後などで食欲がなく、体力も気力も落ちているときに、元気を与えてくれる薬として用いられます。

補中益気湯には、感染症予防のキーポイントになる生薬の「黄耆」が入っています。さらに朝鮮人参も使われています。

補気薬のスーパースターとして有名な朝鮮人参は、ショック状態で血圧が下がっているようなときの救急薬としても使われるほど、パワーが強い生薬です。そのため、高血圧の人が朝鮮人参を使うときには少し注意が必要です。

補中益気湯は、黄耆と朝鮮人参の二つが協力して気を補い、朝鮮人参の強すぎる部分をうまく和らげています。体力増強や新型コロナウイルスの感染予防として一日に一～二包飲む程度であれば、ほとんど副作用の心配はいりません。

補中益気湯は、飲み続けてもわりあい問題が起きにくい薬です。特に持病はないけれど、少し体力や気力に不安があるという人の予防薬としては、補中益気湯がいちばん安全かつ効果の期待大だと思います。

漢方医が飲んでいる新型コロナ予防薬②「藿香正気散」

私が昨年からずっと使っているのは補中益気湯と、もう一つ「藿香正気散《かっこうしょうきさん》」です。私だけではなく、家族もこれを飲んでいます。一日一、二包を服用します。

藿香正気散は寒湿を取り除く薬です。日本は湿気が多いので、体にも「湿」が溜まりやすい傾向があります。体のだるさを感じたときなどは、湿を取り除くことを意識しておくと、体調を管理しやすくなります。下痢などの胃腸症状を伴う感染症にはよく使われます。

藿香正気散は胃腸を調える働きがある薬なので、体が弱い人や高齢者にもおすすめの薬です。私もちょっと胃腸の具合が悪いなと感じたときには、新型コロナウイルスとは関係なく、何日か一日量をしっかり飲むようにしています。医療用の製剤はなく、薬局用の製剤があります。

漢方医が初期治療に使う漢方薬

カゼなのか、インフルエンザなのか、新型コロナウイルス感染症なのか……、初期症状が似ているところがあるので、検査してみないと何の病気にかかっているのかはわかりません。しかし、漢方的にはどの場合でも初期の対応が変わることはありません。まず寒熱の判断をして、症状に合った薬を早めに飲むのが予防と早期治療のポイントです。

ウイルスに感染した場合の初期対策としては、「麻杏甘石湯《まきょうかんせきとう》」に「桑白皮《そうはくひ》」を加えた「五虎湯《ごことう》」、および「銀翹散《ぎんぎょうさん》」という薬を使います。私の家にも、私と家族のために、薬局で買って常備しています。

喉が痛くて熱っぽいときは、すぐにこの二つを合わせて飲みます。一緒に飲むと、中国で使われている「金花清感顆粒《きんかせいかんかりゅう》」と同じような処方になります。

私はこの新型コロナウイルス騒動が始まって以降の一年半、カゼぎみかなと感じたときに実際に何度か飲みました。量は体質やそのときの症状に合わせて加減します。半量ずつ合わることもあれば、三日分を一日で飲んでしまうということもあります。

カゼっぽいときは、まず寒熱を考えることが重要です。ぞくぞくした寒気から始まるような場合だと、薬局で桂枝湯と麻黄湯を買ってきて「桂麻各半湯《けいまかくはんとう》」という薬にすると、とてもよく効きます。

韓国の学会が発表した新型コロナウイルスの治療ガイドラインでは、感染したごく初期には、まず「荊防敗毒散《けいぼうはいどくさん》」を使うことになっています。これは、喉に痛みがあり、寒気がするときにぴったりの漢方薬です。私も従来カゼの初期にはよく服用しています。薬局用の製剤が市販されています。

これらの薬は、薬局で市販されている漢方薬ですが、自分で判断がつかない場合は、むやみに組み合わせて飲んだりせずに、漢方医や漢方薬局の薬剤師などの専門家に相談してください。

後遺症に効く漢方薬

新型コロナの感染から回復した後も、さまざまな後遺症に悩まされ続けることが、テレビ等で報道されています。これはロングコビット（Long COVID）と呼ばれ、感染から一年以上続くこともあり、世界的に大きな問題になっています。最近では、専門の後遺症外来を開設する病院も増えました。血液検査や抹消神経検査、MRIなど、いろいろな検査を行っても、原因が明らかにならないことが多く、漢方薬への期待が高まっています。

後遺症の一つとして最近注目されているのが、「ブレインフォグ（脳の霧）」です。ブレインフォグは、頭に靄がかかったようにぼんやりして、考えをまとめたり、集中するのが難しくなってしまう状態をいいます。各国の研究で、新型コロナウイルスの後遺症に苦しむ人のおよそ八〇%がこれを訴えています。

その原因や治療法はまだ明らかになっていませんが、そのような場合でも漢方には対処法があります。

漢方的にみると、ブレインフォグは脳の気血の巡りが悪くなり、脳が働けなくなっている状態だと考えられます。気血そのものの不足が原因なのか、気血の流れの滞りが原因なのかは、診察しなければわかりません。

ブレインフォグの改善に役立つ漢方薬としては、「補中益気湯」と「当帰芍薬散《とうきしやくやくさん》」がいいでしょう。

補中益気湯に含まれる黄耆には、気を補う働きだけでなく、気を体の上のほうに運ぶ働きがあります。また当帰芍薬散に入っている川芎《せんきゆう》には「血」を上に持ってくる働きがあります。補中益気湯と当帰芍薬散を合わせることで、脳に不足していた気血を十分に送り届けることできるので、ブレインフォグの改善が期待できます。

気が大きく消耗してしまったときや、老化で体力が衰えている人には、五臓の

「腎」の働きを補う「八味丸」や「六味丸」が使われます。

気血の不足ではなく、血や気の巡りが悪くなっていることが原因の場合は、「桂《けい》枝茯苓丸《しぶくりょうがん》」や「半夏厚朴湯」を使います。これは、体の中の血や気、水分の停滞を取り除く働きがある漢方薬で、詰まりを通すことで血行を改善します。

桂枝茯苓丸は、子宮など骨盤周りの瘀血を取り除くのに大きな効果がある薬で、生理痛や子宮内膜症、子宮筋腫などによく使われますが、どこの部位でも血の滞りが問題な場合に使える薬です。

味覚異常と嗅覚異常に効く漢方薬

新型コロナウイルス感染症の特徴として、「味がしない」「匂いがわからない」といった味覚異常と嗅覚異常を訴える人がいますが、これが後遺症になる場合もあるようです。

新型コロナウイルスは、舌の上に分布している神経細胞にとりつきやすい性質があるようです。するとそこで免疫細胞とウイルスの戦いが起こって、組織がダメージを受けます。普通のカゼでも食べ物の味がわからなくなることがあります。普通のカゼならすぐに回復しますが、新型コロナウイルスのダメージは大きく、半年経っても味覚が戻らない人もいます。

漢方では、味覚、舌の問題は脾胃と関係していると考えます。脾胃は胃腸の働きと関係している臓腑ですが、漢方では味覚異常に対して脾胃（胃腸）の調子を整えるというアプローチを取ります。

口や舌と胃腸の粘膜はずっとつながっているので、胃腸を整えることが、口からお尻までの腸管のコンディションを整えることに有益と推測できます。それを実際に、長い歴史の中で、無数の治療経験を通して繰り返し検証し、理論化していったのが中医学の治療であり、漢方薬の処方です。だから、食べ物の味がごく薄くしか感じられない味覚障害の患者に対しては、胃腸の働きを助ける人参湯や補中益気湯が効くと判断します。

嗅覚は、臭いが失われるだけでなく、レモンの香りが生ゴミの臭いになったり、コーヒーがガソリンの臭いになったりと、いい匂いを悪臭や異臭に感じる嗅覚異常（錯臭）を発症する人もいます。この場合もブレインフォグと同様に、体の上部に気血を十分に送り込んで回復を助けるのが漢方的戦略です。

補中益気湯と当帰芍薬散で効果が出ることもありますが、詰まりを取って巡らせることがポイントになるケースもあります。

東北大学病院の漢方内科では、嗅覚障害に対して「葛根湯加川芎辛夷《かっこんとうかせんきゅうしんい》」という薬を使って、かなりよい効果を上げています。しかも味覚障害も同時に治ったという例もあるので、一石二鳥です。

葛根湯加川芎辛夷は、おなじみの葛根湯に「川芎」と「辛夷」という生薬を加えた薬です。鼻炎や蓄膿症に使われる漢方薬で、川芎は特に体の上のほうの血の巡りをよくする働きがあり、辛夷は気の通りをよくする力があります。発散させる力がある葛根湯と合わせることで「詰まりを通す働き」が強くなるため、鼻詰まりにも効果的です。

突破力が強い葛根湯加川芎辛夷で詰まりを通すことで、味覚や嗅覚を正常な状態に戻すことができるというわけです。

だるさや倦怠感を取り除く漢方薬

後遺症として多くあげられるのが倦怠感です。「だるい」「疲れがぬけない」「やる気がでない」といったものから、外出や家事がまったくできないほど強い倦怠感まで、人によって程度はいろいろです。

予防にも使われる「補中益気湯」は、食欲不振で体力が弱っている人に向いています。体力よりも、気持ちが落ち込んでいる場合は、「帰脾湯《きひとう》」がよく使われます。長く続く倦怠感は、メンタルの問題も考える必要があります。

忘れがちなことですが、気血を巡らせるためには、体を動かすことも重要です。調子がいいときには、なるべく日光を浴びたり、軽く体を動かすようにして、回復を促しましょう。

終　章

変異株に対して中医学ができること

感染拡大とデルタ株

二〇二一年九月末、いまだ感染の収束は見えず、全国の感染者総数は一六八万人に迫り、重症者数も連日過去最大を更新し、死者も一万七四〇〇人に及んでいます。緊急事態宣言は二一都道府県に拡大しました。

医療と行政の努力も限界に近く、病床使用率は高く、本来入院して経過を観察すべき感染者が自宅療養を余儀なくされ、自宅療養者は全国で一〇万人以上とのことです。いたましいことに急に重症化し、搬送が間に合わずに亡くなってしまう方も増えています。

このように国を挙げての対策にもかかわらず、感染拡大が続く大きな要因に、変異株の出現が挙げられます。厚生労働省の発表では、八月九日から一五日までのデルタ株の陽性率は、全国の多くの地域で七〇%を超えていて、東京では九一・二%に達しました。八月中に従来のウイルスとほぼ入れ替わったといえるでしょう。

デルタ株は従来の新型コロナウイルスより感染力が大幅に増していて、体内での増殖力も高く、感染者が周囲に排出するウイルス量が大幅に増えているといいます。また、重症化する例も多くなっているようです。そのため、まだワクチン接種が行きわたっていない若年層、中年層に感染が大きく広がり、若い世代の重症者も多くなっています。感染力が強いため、すでに新型コロナウイルスに罹患した人が再感染したり、ワクチン接種が終わっている人でも感染するブレイクスルー感染も起こりやすくなっています。ワクチンには感染のリスク軽減、重症化予防などの効果が期待されますが、ワクチンを接種しさえすれば安全というわけでなく、いままで以上の感染予防の心がけが必要です。

変異株とは何か

そもそもウイルスは増殖を繰り返すうちに遺伝子情報の変化、すなわち変異を起こすものです。感染力、増殖力の強い変異株が現れると、従来のウイルスよりうつりやすく、増えやすいので置き換わって生き延びていくことになるのです。

デルタ株はインド由来といわれていますが、そのほかにもイギリス由来のアルファ株、南アフリカ由来のベータ株、ブラジル由来のガンマ株の存在も知られています。その中で現在は日本でも世界でもデルタ株が猛威を振るっているわけです。

インフルエンザウイルスでも毎年マイナーチェンジの変異を繰り返します。数十年に一度くらい高病原性の変異が現れることがあります。新型コロナウイルスも、今後デルタ株以上に感染力の強い変異株が現れる可能性を否定できません。

株が変異しても予防法は変わらない

デルタ株では、ウイルスに曝露してからPCR検査で陽性になるまでの期間が短いということもわかっています。早く症状が発現し、経過も早いようです。インドに由来し、高温多湿な夏の日本で感染拡大しています。中医学の眼で見ると、病邪の性質が変わってきています。

日本中医薬学会理事、中国中医科学院広安門医院客員教授で、日本で長く中医学の普及活動に従事している路京華医師は、従来の病邪が「湿毒疫」や「寒湿疫」であったのに対して、デルタ株の病邪としての特徴は「暑湿疫」または「熱毒疫」に相当すると分析しています。

湿や寒湿よりも暑や熱は、火が周囲に燃え広がるように病変が早く進みます。火熱の邪は口や鼻から侵入し、感染早期に上気道で増殖し炎症を起こし、咳などの飛沫で、大量のウイルスを拡散します。組織を破壊する毒としての性質も湿毒よりも熱毒のほうが凶悪です。

治療もこれに対応して、暑湿や熱毒を速やかに排除する方策を取るのがよいでしょう。

路京華教授は、熱毒を除去する「銀翹散」に解熱鎮痛作用のある「川芎茶調散《せんきゅうちゃちょうさん》」を合わせて対応、肺の炎症が強くなれば肺にこもった熱をさます「麻杏甘石湯」や排膿作用のある「五味消毒飲《ごみしょうどくいん》」の投与を提唱しています。

病邪の性質がＳＡＲＳとも類似していますので、もともとＳＡＲＳの治療薬として開発され、二〇二〇年武漢でも感染の初期に用いられた「連花清瘟カプセル」もより効果的と思われます。これらが初期の対応になります。

また、寒や湿の邪は人体の「陽」（熱エネルギー）を奪いますが、暑や熱の邪は人体の「陰」（体液成分など）を消耗させます。体力を補うためには気と陰を補充する必要があります。「生脈散《しょうみゃくさん》」や「清暑益気湯《せいしょえっきとう》」を併用するのがよいでしょう。

ただし、変異株によって病邪の性質が変わっても「疫毒」としての本来の性質は保持しています。武漢での初期の対応で、ＳＡＲＳや新型インフルエンザの薬として開発された処方が有効だったように、第三章や第七章で紹介した中医学の対応や漢方薬の効果は充分に有効と考えられます。

特に予防や軽症例では本書で紹介した漢方薬は有効です。私自身も予防のために、いままで通り「補中益気湯」と「藿香正気散」の服用を続けています。どのような変異株に対しても感染への抵抗力を高めるために正気を補うという予防法は変わらないからです。

今後デルタ株も小変異を起こして病邪としての性質が変わるかもしれません。また、別の変異株が流行の主体にとって代わるかもしれません。しかし病原体の性質が変わっても、中医学にはその事態への対応力が備わっています。今後の新たなウイルスの変異に対しても、中医学の知恵で対処が可能です。

できるだけ早く漢方薬の使用を

『傷寒論』や『温病学』など中医学の感染病学では、病気の進行段階を見極めタイムリーに病邪を除去することに心を砕きます。そして、できるだけ初期の段階で治療するのが効果が高いと考えます。漢方薬の治療も、無症候、軽症のうちから始めるのが効果的です。治療は早ければ早いほど有効です。

現在、病床が逼迫して多くの陽性患者が入院できずに自宅療養しています。訪問診療の医師が一人ひとりの患者を往診して廻るのは、二次感染対策に費やす手間と時間を考えても非効率で、目の前の少数の担当患者にしか手が行き届きません。保健所や救急隊員にも大きな負担がかかっています。入院できた患者は中等症以上が多く、それだけ医療看護に手が必要で病院の負担が大きくなっています。

本書第一章で紹介したように、二〇二〇年冬の武漢では、大規模なＰＣＲ検査で感染者を洗い出し、市内各所に総計一万五〇〇〇床の臨時病院を設け、医療態勢を整えて軽症者も収容しました。疑似例や濃厚接触者もホテルなどの施設に収容し、家族との接触を断ち、容態を観察しました。収容者には積極的に漢方薬の投与が行われ、発症、重症化の予防に大きく貢献しました。

デルタ株の猛威の前に、従来の感染予防対策では不充分です。また、治療も軽症からの急激な重症化に対応できていません。日本でも中国の方策に倣って、感染者すべてを収容できるような態勢を調えるべきです。軽症者はホテルや公共の宿泊所などを利用した施設でもよいですが、必要に応じて酸素投与が迅速にできるなど、医療態勢を備えた施設でなければなりません。できれば肺炎のチェックに画像診断装置も備えてほしいものです。

こうした医療が提供できる陽性者、軽症者収容施設では、軽症者の一部には中和抗体カクテル療法が行われるでしょう。それとともに安価で副作用も少ない漢方薬を活用して、収容者全員に投与して回復を早め重症化を予防していただくこと、それが私の願いです。

おわりに

今回の新型コロナウイルスのパンデミックは、医学や公衆衛生が進歩しても人類の脅威となる病原体は繰り返し出現すると覚悟しなければならないことを私たちに教えてくれました。目の前の新型コロナウイルスに別の弱毒化した変異株が現れて、昔からの旧型コロナウイルスのように無害化して人類と共存してくれることを願いますが、現時点ではそのような兆候もなく、パンデミックの克服に医学界が総力を挙げて取り組んでいる状況です。

本書で紹介したように、私が専門とする中医学は、感染症と取り組んできた長い歴史があり二〇二〇年冬の武漢で、感染の終息に大きく貢献しました。

本書の目的は、感染の克服に中医学と漢方薬も有効な武器になることを広く認識していただくことです。その目的で武漢での中医学の活用の実情を紹介し、私たち専門医が日本で貢献できることを提唱いたしました。新型コロナの克服に中医学が活用されることの端緒となれば本望です。

中医学専門の出版社、東洋学術出版社が一九八〇年より季刊で発行している『中医臨床』は、二〇〇三年のSARSの際も、今回の新型コロナの流行にあたっても、数巻にわたって特集号を組み、中国の状況や日本での対応を、タイムリーに情報発信しています。ことに日本中医薬学会評議員で、上海で中医学の診療に従事している藤田康介先生は、克明に中国の状況をレポートしてくれています。本書も『中医臨床』の記事を参照し、多く引用しています。感謝申し上げます。

日本中医薬学会国際交流委員会では、新型コロナウイルス、とりわけ武漢での実情を学ぶため、七回にわたりオンラインの学習会を開きました。詳細にご教示いただき、質問にも丁寧にお答えくださった中国の先生方に感謝申し上げます。この一連の学習会には日中を往来して中医学の普及にあたっている馬驥委員に大きく貢献していただきました。

本書を出版するに当たっては、株式会社方丈社の宮下研一氏、日本中医薬学会事務局長の瀬尾港二氏に背中を押していただきました。原稿のとりまとめにあたっては中医総合プロデュースChaiMediの鳴海美紀氏、編集者の山田雅庸氏にご尽力いただきました。心から感謝申し上げます。

中医学や漢方薬の新型コロナへの対応に興味をもち、本書を手に取ってくださった読者の皆様にお礼申し上げます。

二〇二一年九月

平馬直樹

本文デザイン　沼尻真和
本文組版　山口良二
編集協力　鳴海美紀

〈著者紹介〉

平馬直樹（ひらま　なおき）

昭和27年、神奈川県生まれ。東京医科大学卒業。医学博士。日本中医薬学会会長、平馬医院院長。

昭和53年～平成２年、北里研究所付属東洋医学総合研究所勤務。昭和62～平成元年、中国中医研究院（現中国中医科学院）広安門病院に留学。平成２年より牧田総合病院牧田中医クリニック診療部長。平成８年平馬医院副院長、平成19年より院長。平成17～30年、日本医科大学東洋医学科講師兼任。

主な著書に『基本としくみがよくわかる東洋医学の教科書』（ナツメ社、共著）、『図解 よくわかる東洋医学』（池田書店、共著）などがあるほか、監修書に『中医学の基礎』（東洋学術出版社）、『プロが教える東洋医学のすべてがわかる本』（ナツメ社）などがある。

コロナに負《ま》けない体《からだ》は漢方《かんぽう》でつくる

2021年11月9日　第１版第１刷発行

著　者　平《ひら》　馬《ま》　直《なお》　樹《き》
発行人　宮　下　研　一
発売所　株　式　会　社　方　丈　社
〒101-0051　東京都千代田区神田神保町1-32
星野ビル２Ｆ
Tel.03-3518-2272　Fax.03-3518-2273
https://www.hojosha.co.jp/

印刷所　中央精版印刷株式会社

ISBN978-4-908925-83-2